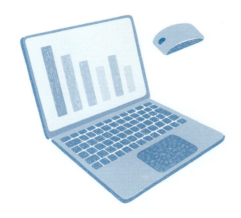

医療系学生のための

情報リテラシー

監修 日本保健衛生教育学会
編集 世古留美 藤田医科大学保健衛生学部
　　 田﨑あゆみ 藤田医科大学保健衛生学部

南山堂

監修

日本保健衛生教育学会

編集

世古　留美　藤田医科大学保健衛生学部看護学科 教授

田﨑あゆみ　藤田医科大学保健衛生学部看護学科 准教授

執筆者 （執筆順）

近藤　彰　藤田医科大学保健衛生学部看護学科 助教

田﨑あゆみ　藤田医科大学保健衛生学部看護学科 准教授

岩瀬　敬佑　藤田医科大学保健衛生学部看護学科 助教

石亀　敬子　藤田医科大学保健衛生学部看護学科 助教

織田千賀子　藤田医科大学保健衛生学部看護学科 准教授

加藤　治実　藤田医科大学保健衛生学部看護学科 助教

中畑ひとみ　藤田医科大学保健衛生学部看護学科 助教

明石　優美　藤田医科大学保健衛生学部看護学科 講師

竹差美紗子　藤田医科大学保健衛生学部看護学科 助教

朝居　朋子　藤田医科大学保健衛生学部看護学科 教授

富田　元　藤田医科大学保健衛生学部看護学科 講師

はじめに

　インターネットやデジタル機器が身近な環境で育つデジタルネイティブの世代が大学生となり，教育現場も ICT 環境が整備され，ICT 環境を有効活用するための政策が推進されてきています．厚生労働省では，医療 DX の施策により保健・医療・介護の各段階において発生する情報やデータを，全体最適された基盤を通して，保健・医療や介護関係者の業務やシステム，データ保存の外部化・共通化・標準化を図り，国民自身の予防を促進し，より良質な医療やケアを受けられるように，社会や生活の形を変えることを目指しています．

　看護師・保健師・助産師や理学療法士や作業療法士などの医療従事者を目指す学生にとっては，入学早期にアカデミック・スキルズや情報リテラシー教育が必要になってきます．また，社会では医療系大学等で学ぶ学生に対し，医療従事者と同等の倫理観が求められます．入学早期からはじまる早期臨地実習や領域別臨地実習では，実際に患者さんと触れ合うことや電子カルテを閲覧することもあります．そのなかで医療系学生に対して早期のリテラシー教育が必要となる理由は，患者とのコミュニケーション能力の向上や医療情報の適切な活用，そして医療従事者としての倫理観の涵養を育むためです．高等教育機関における学びの意味を理解し，学びに必要なアカデミック・スキルズ（話す・聞く，グループで学ぶ，読む，書く，伝える）に関する基本的能力を習得することも必要です．また，学びの過程において他者と協力・協調して行動する能力を習得し，医療従事者・社会人としての基礎力を獲得していきます．これらを通して，充実した学生生活を送ることができるように，高等教育機関での学びへの動機づけを高めていくために，この本を参考にしていただければと思います．

　最後に，今回の企画の実現にご尽力いただいた南山堂の編集担当者の皆様に厚く御礼を申し上げます．わかりやすく伝えるために工夫や助言をいただき，感謝いたします．

2024 年 9 月

世古　留美
田﨑あゆみ

目　次

Part1　情報の基本

1　医療における情報 近藤　彰
1　私たちの生活を取り巻く「情報」 2
2　医療従事者が取り扱う「情報」 6

2　コンピュータ 近藤　彰
1　コンピュータとは 14
2　コンピュータの種類と特徴 18
3　アプリケーション・各種ソフトウェア 23
4　ファイルとデータの保存 30
5　インターネット 35
6　コンピュータウイルス 46

3　コミュニケーションと情報発信 近藤　彰
1　電子メールの仕組みと特徴 52
2　電子メールの使い方 56
3　メッセージアプリやチャットの特徴 72
4　情報発信 75

4　実習（臨床現場）で気をつけるポイント
Q1　個人情報保護に関する誓約書ってなぜ必要なの? .... 田﨑あゆみ　82
Q2　受け持ち患者に関する相談がしたいときは? .... 田﨑あゆみ　83
Q3　受け持ち患者との適切な関係って? .... 岩瀬敬佑　84
Q4　電子カルテのID・PWの正しい管理って? .... 石亀敬子　86
Q5　診療情報の取得の限定はなぜ必要なの? .... 石亀敬子　87
Q6　なりすまし閲覧とは何ですか? .... 石亀敬子　88
Q7　メモに書いてよい内容・書いてはいけない内容は? .... 織田千賀子　89
Q8　メモ帳を持ち運ぶときの注意点は? .... 織田千賀子　91
Q9　実習記録を持ち運ぶときの注意点は? .... 織田千賀子　92

Q10	実習記録の書き方は？（デジタル含む）	織田千賀子	93
Q11	実習記録はどこで書いていいの？	織田千賀子	97
Q12	実習記録の貸し借りって大丈夫？	岩瀬敬佑	98
Q13	カンファレンス資料を準備するときの注意点は？	岩瀬敬佑	99
Q14	実習記録を破棄したいときは？	岩瀬敬佑	100
Q15	資料や画像を利用するときの注意点は？	石亀敬子	101
Q16	家族や知り合いに実習の様子を聞かれたら？ 家族や知り合いに実習の様子を話してもいい？	石亀敬子	102
Q17	Ｑ＆Ａサイトの利用はしてもいいの？	岩瀬敬佑	103

Part2 学習に必要なスキル

1 調べる

1	自分の情報要求を明確にする	加藤治実	106
2	自分の欲しい情報を収集する	加藤治実	111
3	情報を正しく評価する	中畑ひとみ	117
4	情報の活用方法と注意点	中畑ひとみ	119

2 本を読む

1	読む準備	明石優美	121
2	読み方	竹差美紗子	124
3	内容のまとめ方	明石優美	130

3 レポートを書く

朝居朋子

1	レポートとは何か		133
2	自分なりの問いを立てる		135
3	問いに対する答えを出す		140
4	論理構成を練る		142
5	引用・参考文献を記載する		149
6	形式・体裁を整える		152

4 伝える（プレゼンテーション） 近藤　彰

1 充実した発表内容にする 163

2 見やすい資料にする 165

3 聴衆を惹きつける 171

5 話す・聴く 朝居朋子

1 基本姿勢 177

2 話し方 182

3 主張力 186

4 聴き方 191

5 理解力 195

6 グループで学ぶ 富田　元

1 グループワークとは 199

2 グループで協力しやすい環境づくり 201

3 グループワークの基本 207

STEP UP ①意見の集約と整理 217

STEP UP ②多角的な議論と統合 219

索引 223

Part1
情報の基本

1 医療における情報

1 私たちの生活を取り巻く「情報」

　私たちは普段の生活でさまざまな情報と接しています．情報は，教科書や新聞など文字の媒体や，テレビやラジオ，インターネットを通して伝えられるもの，通勤・通学で目にするもの，家族や友人・知人との会話から得られるものなどがあります．また，自分自身の住所や電話番号，家族構成，友人・知人関係も自分自身を取り巻く情報の一部です．

　得られた情報は，知識として身につけたうえで，物事を判断するときに使用されます．例えば，看護師が患者の状態を判断するときには，患者との会話や血液検査結果などの情報をもとにして考えます．日常生活でも，テレビから流れてくる天気予報や気温のほか，出かける場所などからその日の服装を判断するなど，さまざまな生活場面で情報が活用されています．

　近年，情報を取り巻く状況は変わりつつあります．その大きな要因は，デジタル技術を使ってやり取り・管理される情報が増えていることです．

　情報の中には，他者に伝えてはいけないものもあり，その取り扱いには注意が必要です．特に医療関係の職種では，法律で情報を漏洩してはいけないことが示されており，医療従事者にとって情報を取り扱うことは基本的かつ重要なものとなっています．

　ここでは，医療従事者が取り扱う情報の種類とそれらをどのようにして取り扱っていけばよいのかを解説していきます．

A 情報とは

　そもそも情報とはどのようなものでしょうか．「一定の意味をもつ内容のこと」とされていますが，一般的に広く認知された唯一の定義があるわけではありません．

1 情報の種類

情報は，その内容や主観・客観により分類されます．

① 情報の内容による分類（表1）

情報の中には身長や体重などのように数値で表現できるものがあり，これらは**定量情報**と呼ばれています．一方で，人の言動や絵，写真，動画，文字情報などは，数値で表現できない情報であり，**定性情報**と呼びます．

表1 定量情報と定性情報の例

定量情報 （数値で表現できるもの）	定性情報 （数値で表現できないもの）
● 室温（例：26.0℃） ● 湿度（例：60％） ● テストの点数（例：95点） ● 飲食店の星評価（例：★3つ）	● 物事の感想や体験談 　（例：おもしろい，つまらない） ● 人の表情や感情 　（例：楽しそう，苦しそう，痛そう） ● SNSなどに投稿された文章，動画，写真

② 主観・客観による分類（表2）

対象者の感情や思い，自分自身の体調などを対象者自身の言葉で述べたものを**主観的情報**と呼びます．一方で，対象者を客観的に観察した内容や対象者を測定して得られた数値などの情報は，**客観的情報**と呼ばれます．

医療ではSOAP[*]と呼ばれる記録方法があり，主観的情報と客観的情報を使用して患者の状態を記録しています（表3）．

表2 主観的情報と客観的情報の例

主観的情報 （対象者の言葉・訴え）	客観的情報 （検査データや対象者を観察した情報）
「今日は，調子がいいです」 「お腹が空きました」 「手術が心配です」 「胸が痛いです」 「お腹が張っています」	● 体温 36.5度 ● 血圧 120/60mmHg ● 赤血球数 530万/μL ● 四肢に冷感 ● 創部の発赤・腫脹あり

[*] SOAP：主観的情報（subjective data），客観的情報（objective data），アセスメント（assessment），計画（plan）に沿って記載をする記録方法

表3 SOAP

S	主観的情報 (subjective data)	**対象者**の発した言葉. **対象者**の発言以外の情報は主観的情報に記載しない.
O	客観的情報 (objective data)	**対象者**の体温や脈拍,血圧などのバイタルサイン,**対象者**を聴診・触診した結果得られた情報,対象者の検査データや実施されている治療や処方されている薬剤など.
A	アセスメント (assessment)	主観的情報と客観的情報をもとに,**対象者**の状態を分析し,今後どのようなことが必要かを判断する.
P	計画 (plan)	アセスメントをした結果, 今後どのようなことを実施するかの計画を立案する.

2 情報の使用方法

医療現場では,さまざまな情報をもとに,患者の状態を判断していきます.その際,どの情報が優れていている,優れていないなどの優劣はなく,それぞれの情報を総合的に判断する必要があります.

医療現場以外でも,定量情報と定性情報の両方を活用して総合的に判断される場面で情報が活用されています.例えば,天気予報の場合,全国・全世界の観測点の温度や湿度,風速,気圧などの定量情報と人工衛星から撮影した画像の定性情報によって天気を予測しています.

このように,目的に応じて物事を判断するためには,複数の種類の情報を組み合わせて考えていきます.

B 個人情報

情報には,**個人情報**と呼ばれる個人に関する情報,特定の個人を示す情報があります.

個人情報とは,個人情報保護法(正式名称「個人情報の保護に関する法律」)(第2条)において,「個人情報とは,生存する個人に関する情報であって,当該情報に含まれる氏名,生年月日その他の記述等により,特定の個人を識別することができるもの(他の情報と容易に照合することができ,それにより特定の個人を識別することができることとなるものを含む.),個人識別符号が含まれるもの」(要約)とされています.つまり,生存する個人を特定できる情報で

PART1 情報の基本

あれば,個人情報となります(**図1**).

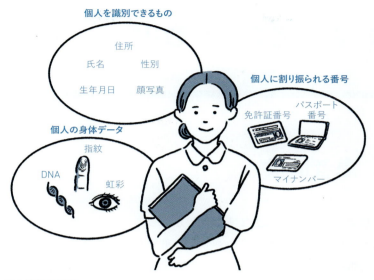

図1 個人情報の種類

> ☞ **個人識別符号**
> 　個人識別符号は,「当該情報単体から特定の個人を識別することができるものとして政令に定められた文字,番号,記号その他の符号など」とされています(個人情報保護法第2条2項より要約).おもに,2つの種類があり,個人の身体的特徴に関する符号では,指紋や静脈などの生体情報が含まれます.もう1つは,個人に割り当てられる符号で,マイナンバーや運転免許証,パスポートの番号(健康保険証の保険者番号および被保険者等記号・番号)が該当します.

1 医療における情報 ●●● 005

2 医療従事者が取り扱う「情報」

A 患者情報

　医療現場では，さまざまな情報を取り扱っています．医療現場における情報はその他の分野と異なるいくつかの重要な点があります．それは，医療現場で取り扱う情報の多くは「患者の健康状態に関する個人情報」を取り扱っているということです．

　患者の個人情報とは，患者の診療記録・看護記録・手術記録などの医療従事者の記録，画像検査や血液検査などの各種検査結果だけではなく，患者の住所や電話番号，家族構成や連絡先，家族の病歴といった家族情報なども含まれます．また，入院している患者であれば，患者が加入している健康保険の情報や社会福祉サービスの利用状況なども知ることができてしまいます（**表4**）．

　このような患者情報は，患者のプライバシーに関係する情報となり，一度その情報が第三者に渡ると，患者にとって大きな不利益が生じてしまう可能性があります．

1 医療機関の義務

　患者は病院を受診する際には，診療契約に基づいて，医療機関等に自己の医療情報を委ねているといえます．そのため，医療機関は，管理者の注意義務として，情報を適切に取り扱う義務を負っています[1]．また，医療従事者および医療機関等の患者に対する守秘義務は，故意による情報開示・漏洩だけではなく，過失による情報開示・漏洩も対象としていることから，医療機関は管理者だけではなく，医療機関で働く一人ひとりの医療従事者

PART1　情報の基本

表4　医療機関で記録される患者の情報

- **患者の基本的な情報**
  患者の基本属性（氏名，性別，住所，電話番号，生年月日）
  家族の情報（氏名，住所，患者との関係性，連絡先）
  患者の既往歴・家族歴

- **患者が病院を受診・入院した際に記録される情報**
  患者・家族の訴えや言動
  血液検査・尿検査のデータ，画像検査の写真，心電図検査の検査結果など
  定期的に測定されるバイタルサイン（体温，脈拍，呼吸数，血圧，酸素飽和度など）

- **医療従事者が作成する情報**
  医師の診療記録や看護師の看護記録など
  医療従事者が患者に関する内容を記載した記録
  処方箋，入院診療計画書，サマリー，紹介状
  各種同意書（検査や手術，処置など）

- **事務で管理する情報**
  患者が使用する健康保険，社会福祉サービスの有無など

が患者の情報を守る必要があります．

2　守秘義務

　患者の個人情報は，親しい友人や家族であっても絶対に漏らしてはいけません．業務上で知り得た患者の個人情報を他者に漏らさないことは，医療従事者の責務の一つです．このように，業務で知り得た情報を他者に口外しない義務のことを「守秘義務」といいます．

　守秘義務は，医療従事者の責務というだけではなく，法律でも守秘義務を守ることができなかった場合の罰則が各法律に記載されています．医師・薬剤師，助産師であれば，刑法第134条第1項に，「医師，薬剤師，医薬品販売業者，助産師，弁護士，弁護人，公証人又はこれらの職にあった者が，正当な理由がないのに，その業務上取り扱ったことについて知り得た人の秘密を漏らしたときは，六月以下の懲役又は十万円以下の罰金に処する．」と示されています．

　看護師・准看護師，保健師は，保健師助産師看護師法第42条の2において，「保健師，看護師又は准看護師は，正当な理由がなく，その業務上知

り得た人の秘密を漏らしてはならない．保健師，看護師又は准看護師でなくなつた後においても，同様とする．」と業務上知り得た情報を他者に漏らさないことが求められています．

B 医療系の学生が気をつけること

医療系の大学や専門学校に通っている学生の多くは，病院や老人保健施設，訪問看護ステーションなどのさまざまな医療機関で実習を行います．実習では，実際の患者と接するなかでさまざまなことを学ぶと同時に，患者の個人情報を知り得る機会も多く，情報の取り扱いには十分に注意する必要があります．

1 実習時における情報の管理

実習では，学修した内容や担当する患者の情報を実習記録として記載します．実習記録は，紙媒体や電子媒体がありますが，いずれの媒体においてもその取り扱いには注意が必要です．もし実習記録が第三者の目に留まると，患者の個人情報が他者に知られてしまう結果になります．実習記録だけではなく，実習中の家族や友人との会話，SNS の利用についても注意を払わなければいけません．

2 実習時の情報収集と記録

① 記録場所

実習施設や各教育機関で指定された場所で，患者の個人情報を含む情報を記録することは問題ありませんが，第三者が出入りする場所（ファミリーレストランやカフェ，公立図書館の学習スペースなど）での記録や，患者の情報に関わる可能性のあるものの取り扱いは避けるべきです．

また，実習記録など実在の患者に関する記録だけではなく，実在しない紙上の事例（ペーパーペイシェント）の情報であっても，記録場所に注意を払う必要があります．なぜなら，他者から見れば記録が実在する患者のものなのか，実在しない患者のものなのか判断ができないからです．その状況

PART1 情報の基本

を見た人は，実在する患者の情報を公の場で記録していると思ってしまう可能性があり，学生個人だけではなく学生が所属する教育機関の信用まで失うことにもなりかねません．

②記録保存

患者情報を記録した媒体を保管する場所にも注意します．実習記録を紙媒体で残している場合，第三者が閲覧できない場所や鍵のかかるロッカー等に保管するなど，紛失しないよう厳重に管理する必要があります．

最近では，実習記録をパソコンやスマートフォンで下書きをした後で，実習記録の用紙に清書する人もいますが，パソコンやスマートフォンのデータは自動的に外部の記録装置やクラウド（インターネットなどのネットワーク上で提供されているサービス）に保存する機能が備わっている場合があります．この場合，パソコンやスマートフォンでのメモや下書きをした記録が知らない間に外部の記録装置やクラウド上にアップロードされてしまう可能性があります．そのため，パソコンやスマートフォンを実習で使用する際には，事前にその端末の設定を確認するようにしましょう．

③情報の取り扱い

紙媒体での記録管理においては，その所在を確実に把握しておくことが重要です．特に患者の情報が含まれる実習記録は絶対に紛失しないように慎重な取り扱いが求められます．

実習や演習中は通常よりも課題が多く，忙しさや焦りから精神的なストレスを感じることがあります．このような状況では，普段経験しないミスが生じやすくなります．例えば，プリントアウトした記録を取りに行くことを忘れたり，USBメモリに保存したデータをパソコンに挿入したままにしたりすることが考えられます．

疲労が蓄積した状態ではミスが発生しやすいため，普段以上に繰り返し確認作業を行う，仲間同士で声をかけ合うなどデータや記録の紛失を未然に防ぐ工夫が必要です．想定外のトラブルに備え，チェック体制をしっかりと整えましょう．

病院で実習をするときの記録は，実習施設や大学の方針に従って記録を残します．患者の検査データを書き写すことが面倒だからといって，電子カルテをスマートフォンやカメラで撮影して後から確認することは避けてく

ださい．実習時の情報収集や記録で注意すべきポイントを**図2**に示します．

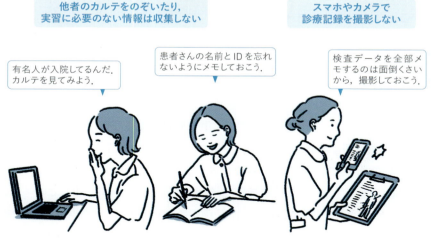

図2　情報収集・記録でやってはいけないこと

3　実習期間中の会話

① 家族や友人との会話

　実習中であっても家族，友人や知人と会話をする機会はありますが，その会話のなかに，実習で知り得た個人情報が含まれていないかを注意する必要があります．基本的に，実習中に見たり聞いたりして得た情報を家族，友人や知人に話すことは控えるようにしましょう（**図3**）．

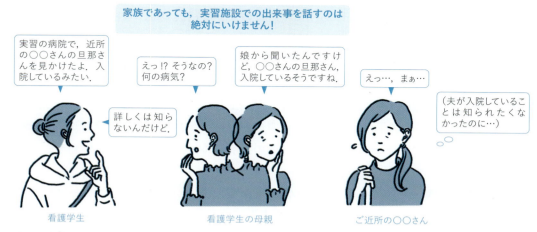

図3　家族との会話でやってはいけないこと

PART1　情報の基本

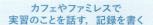
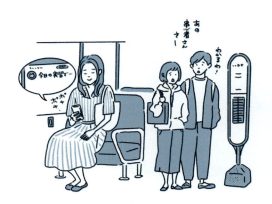
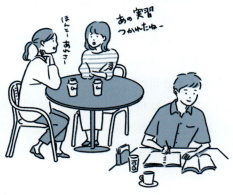

図4　会話での注意点
第三者がいるような公共の場で，臨地実習に関する事柄を口外しない

② 公共交通機関や公共の場での会話

　バスや電車などの公共交通機関や第三者がいるような公共の場では，患者や指導者，医療機関の関係者の情報など実習に関する事柄を口外しないようにしましょう（**図4**）．話している内容に個人情報が含まれている場合，その情報が同じ空間にいる人に漏れている，つまり個人情報が漏洩していることになります．

　また，公共交通機関には，医療機関を利用する患者やその家族が乗車していることも考えられます．個人情報を含まない内容の会話であっても，会話を聞いた人が「私が通っている病院のことを話している」「この学生さんは，○○病棟で見たから，この病棟の話をしている」と推測して，不快に感じることもあります．そのため，実習に関する会話は実習施設や所属する教育機関以外では避けることが必要です．

4　SNSの利用

　医療系の教育機関では，実習中だけではなく在学中においてSNSの利用が制限されることがあります．これは，患者に関する個人情報がどのような機会で漏洩するかわからないため，そのリスクの軽減を目的としています．
　特にSNSでの写真や動画の投稿では，患者やその個人情報が漏洩しない

ように注意する必要があります．例えば，同じ敷地内に病院などの医療機関がある教育機関では，日常的に患者と接する機会があり，教育機関の施設内であっても，撮影した写真や動画に患者やその家族が映り込んでしまうこともあり得ます．また，実習先の医療機関の近くや教育機関で撮影した写真・動画には，撮影者の気がつかないところに，個人情報が写り込んでしまう可能性もあります．

実習中は自分の気持ちを SNS で発信したいと思うこともあるでしょう．しかし，教育機関のルールに従い SNS の利用を制限する必要があります．そして，教育機関のルールだからとただ従うのではなく，個人として SNS がどのようなものなのか，どうして無闇に投稿をしてはいけないのかを考えることが重要です．

SNS を利用する際は，医療従事者としての倫理観を大切にし，ルールを守りつつ，情報を適切に取り扱うことが求められます．

SNS の詳細については，p.75 ～ 81 を参照してください．

c 最後に

患者の個人情報の取り扱いにおいては，絶対的な慎重さと厳格なルールの遵守が求められます．医療系の教育機関や実習先では，学生や医療従事者による患者のプライバシーの遵守が最優先事項です．これに反すれば，深刻な結果をもたらすことになります．

患者の個人情報を守ることはとても重要で，もしも情報が漏洩した場合，患者に不利益を与えることになります．また，情報を漏洩した医療機関は信頼を喪失してしまいます．このため，患者の個人情報に対する適切な取り扱いは医療従事者にとって絶対的な義務であり，これに反する行為は法的な制裁の対象にもなりかねません．医療従事者として，患者の信頼を得て維持するためにはこれらの情報を厳重に保護し，漏洩を防ぐことが求められます．それは，医療のプロフェッショナルを目指す学生も同様です．患者のプライバシーを尊重し，法的な規定を遵守することで，医療従事者としての信頼性を維持し，安心して医療を受ける権利を患者に提供することができるのです．

本項で述べてきた医療従事者が取り扱う情報については，p.82 ～ 103 も

PART1　情報の基本

参照し，十分に注意しながら実習に取り組むようにしましょう．

参考文献
1) 経済産業省：医療情報を取り扱う情報システム・サービスの提供事業者における安全管理ガイドライン．(https://www.meti.go.jp/policy/mono_info_service/healthcare/teikyoujigyousyagl.html)

1 コンピュータとは

コンピュータとは，プログラムに従って複雑な計算や膨大な情報を自動的に処理する機械の総称です．

コンピュータには，使用目的によりさまざまな種類があります．最も一般的なコンピュータは，文書作成や表計算，プレゼンテーションなどを行うために大学や会社で個人が使用するパーソナルコンピュータ（パソコン）でしょう．医療の分野でも電子カルテやレセプト（診療報酬明細書）の作成には，パソコンを使用している施設が多くなっています．

ほかにも気象の予測や高度な計算をするスーパーコンピュータ，炊飯器や電子レンジ，洗濯機など電気機器やスマートフォンなどの携帯機器に組み込まれているマイクロコンピュータ，ネットワーク上にあるパソコンに，さまざまな機能やサービスを提供するサーバコンピュータなどがあります．いずれのコンピュータも，私たちが日常生活をするうえでなくてはならないものとなっており，コンピュータがなければ現代の生活は成り立たなくなってしまいます．

A コンピュータの基本構成

コンピュータは，さまざまな部品やプログラムで構成されています．コンピュータを構成している要素には，コンピュータ本体に実装されているハードウェアと，プログラムを実行するソフトウェアがあります．ここでは，コンピュータのなかでも皆さんが使用することが多いパソコンの基本構成について解説し，ソフトウェアについては p.23 ～ 29 で解説します．

PART1 情報の基本

1　ハードウェアとは

　パソコンには，さまざまな装置・機材が組み込まれています．パソコンに組み込まれている装置やキーボード・マウスなどのパーツを総称して，ハードウェアと呼んでいます（**図1**）．ハードウェアの性能がパソコンの機能に大きな影響を与えます．

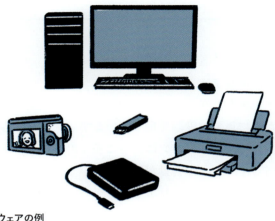

図1 ハードウェアの例

2　演算装置（CPUとGPU）

　一般的なパソコンでは，CPU（central processing unit）とGPU（graphics processing unit）という演算装置が連携して仕事を分担することで，一般的な計算処理と映像処理の両方を行っています．

① CPU

　パソコン内のすべての計算を実行する装置です．計算以外にも，パソコン内のほかの部品や装置の動作を制御したり，プログラムを実行したりしています．そのため，CPUの性能は，パソコンの性能や処理能力に大きな影響を与えます．

　代表的な製品として，intel社のintel® Core™ シリーズやAMD社のAMD Ryzen™ シリーズ，Apple社のMシリーズなどがあります．CPUの性能は日々進化しており，新しいものほど高性能になっています．

② GPU

　パソコンでの画像処理や3Dのグラフィックス生成などの映像処理の計

算処理を実行する装置です．ゲームやグラフィックスが重視されるアプリケーションでは，高性能な GPU を搭載したパソコンでなければ，データの処理に時間がかかってしまいます．また，機械学習*やデータ処理などの分野では，GPU の高速な並列処理能力が，処理時間の大幅な短縮やパフォーマンスの向上に寄与しています．

3　記録装置

①メモリ

　パソコンにはデータを記録・保存する装置として，メモリ（主記録装置）と記録媒体装置があります．

　メモリは，データをパソコンに一時的に保存する役割があり，パソコンを動作させるために重要な役割を担っています．メモリの容量（記録できるデータ量）が大きいほど，パソコンは同時に多くの処理を行うことができます．作業量に対してメモリの容量が不足していると，動作が遅くなったり，フリーズしたりする可能性があります．

　例えば，音楽の視聴やレポート作成，インターネットの閲覧などであれば，容量がそれほど大きくないメモリで十分です．高画質の動画閲覧や映像の作成・編集，3 D のゲームをする場合は，容量の大きいメモリを搭載しているパソコンのほうが，高速で高度な処理が可能なため，快適に動作します．

②ハードディスク

　パソコンでデータを処理するためには，そのデータを保存する必要があります．その役割を担っている装置が，ハードディスク（記録媒体装置）です．保存しているデータにアクセスするスピードが速い装置，保存できるデータ量が大きい装置を選ぶことで，より高速な情報の処理や安定した動作が期待できます．

＊機械学習：AI（人工知能）の一種で，コンピュータが大量のデータを分析して自動で学習し，データのパターンなどを見いだす技術．

4　その他のハードウェア

① マザーボード

　マザーボードは，CPU や記録媒体装置などの部品を接続・連携させる装置で，名称のごとくパソコンの主要な部品です．

② グラフィックボード

　グラフィックボード（別名：ビデオカード，グラフィックカード）とは，パソコンで映像処理をするための部品です．パソコンの映像をモニターに映し出したり，外部の映像をパソコンに取り入れたりする映像の入出力や，コンピュータグラフィックの描画や画像・画像処理を行う役割をもちます．

　前述した CPU やメモリと同様，高画質の画像や映像を高精細に映し出したり，快適に動作させたりするためには，性能の高いグラフィックボードが必要になります．

2 コンピュータの種類と特徴

　コンピュータには，前述したようにさまざまな種類があります．それぞれに特徴があり，使用する目的によって選択します．近年ではパソコンだけではなく，スマートフォンやタブレットなど高性能かつ軽量で，持ち運びに便利なものもあります．

A　デスクトップパソコン

1　デスクトップパソコンとは

　パソコンを操作するためには，情報を処理する場所と処理した情報を映し出すモニター，入力するためのデバイスとして，マウスやキーボードが必要ですが，その一つひとつが独立しているものがデスクトップパソコンです（図2）．また，ノートパソコンなどのほかのパソコンやタブレット端末と比較して，本体のサイズが大きく，持ち運ぶことを想定していません．
　基本的にパソコン内に組み込まれる装置は，高い性能を求めようとするとサイズも大きくなります．デスクトップパソコンでは，本体のサイズによる制限が少なくなることから，大きな処理装置や排熱のための機構を本体に組み込むことができます．また，もしも本体が故障して買い直す場合でも，モニターやマウス，キーボードは新しい本体でも使用できる場合がほとんどです．

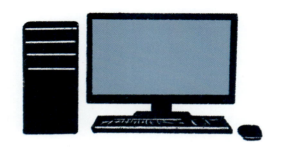

図2　デスクトップパソコンの例

2　デスクトップパソコンの特徴

① 決まった場所で使用

　本体にはバッテリーが内蔵されていないため，持ち運びには向いていません．そのため，決まった場所に設置されます．例えば，自宅の机の上や学校の図書館やパソコンルーム，会社の机の上などです．

② より高度な処理が可能

　本体のサイズに制限が少ないことから，大きな装置（グラフィックボードや電源類，冷却システム）を本体に組み込むことができます．

　そのため，高速な処理が必要な作業をする場合に，デスクトップパソコンが選択されます．例えば，3Dのグラフィックスの描写が多いゲームを行うときや，大きな容量の映像・動画を編集する場合などです．

③ 自分に合った機器を準備できる

　文章の作成などでは，パソコンでの作業が数時間にも及ぶことがあります．デスクトップパソコンの場合，本体とモニター，マウス・キーボードが独立しているため，自分の作業に合った，使いやすい機器を準備することができます．

B　ノートパソコン

1　ノートパソコンとは

　ノートパソコンは，パソコンの本体とモニターが一体となっているものです（図3）．バッテリーも内蔵されているため，持ち運びをすることが可能です．本体のサイズが小さいことや持ち運んで使用することを想定していることもあるため，デスクトップパソコンと比較して，同じ価格帯であっても性

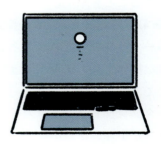

図3　ノートパソコンの例

能が劣る場合があります．そのため，動画編集や３Ｄのグラフィックス作成，ゲームなど高い処理性能が必要な作業には不向きとされていましたが，最近ではゲーミングパソコンと呼ばれ，３Ｄのグラフィックスなどの処理が可能となったノートパソコンもあり，多種多様な製品が存在します．英語では，「ノートパソコン」を「ラップトップ（laptop）パソコン」と呼びます．

2　ノートパソコンの特徴

① 持ち運びができる

　パソコンを使用する場所が定まっていない場合，持ち運ぶことのできるノートパソコンが適しています．ノートパソコンにはバッテリーが搭載されているため，屋外など電源が確保できない場所であっても作業できます．

② パソコンを操作するための機器が一体化

　ノートパソコンは，本体・モニター，キーボード，トラックパッド（マウスポインタを動かすもの）など，パソコンを操作するための機器が一体化されています．そのため，デスクトップパソコンのように，パソコンを使用するために準備しなければいけない機器はなく，ノートパソコン単体で動かすことが可能です．

c　タブレット端末

　１枚の板のような形状に，本体とモニターが一体化され，持ち運んで使用することを想定してつくられたデバイスです**（図4）**．タブレット端末の種類によっては，キーボードやマウスを使用することもできますが，主な操作・入力手段は，指で直に画面を触ることです．

　タブレット端末は，ノートパソコンよりもサイズが小さいことが多く，デスクトップパソコンやノートパソコンと比較して性能が劣ること

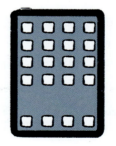

図4　タブレット端末の例

PART1 情報の基本

もありますが，ノートパソコンと同様に多種多様な種類のデバイスが登場しています．価格も1万円以下のものもあれば，数十万円の価格帯のデバイスもあります．

主な用途は，片手で持ち運べることから，外出先でスマートフォンよりも大きな画面で確認したい場合や動画の視聴などで使用します．また，教育機関でもデジタル化が進んでおり，教科書やノートの代わりにタブレット端末を利用している施設もあります．

D スマートフォン

iPhoneやGoogle PixelなどAndroidスマートフォンと呼ばれる端末のことです（図5）．携帯電話が普及したころは，携帯電話の機能は，その名のとおり電話としての機能がメインでしたが，電話だけではなく，メール機能やカメラ機能が追加されていきました．その後，パソコンと同じように，自由にアプリケーションをインストールでき，画面を直接触って操作するスマートフォンが登場しました．現在，多くの学生・社会人は，スマートフォンを所有しており，仕事・学業だけではなく，プライベートでも活用されています．

スマートフォンは，デスクトップパソコンやノートパソコン，タブレット端末と比較して，サイズが小さいことが特徴で，ポケットや小さなカバンにも入るため，どこにでも持ち運ぶことができます．価格も数万から数十万円のものまで多種多様です．

近年の傾向として，より高性能なカメラを搭載する製品が増えています．また，タブレット端末よりも画面が小さい傾向がありましたが，画面を折りたたみ，使用時に広げる機構を採用し，より大きな画面で閲覧できる製品も登場しています．

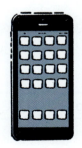

図5 スマートフォンの例

2 コンピュータ ●●● 021

E　その他

パソコンやタブレット端末・スマートフォンのように，さまざまなことができるデバイス以外に特定の目的に特化したデバイスがあります．

1　スマートスピーカー

Amazon や Google，Apple から発売されている端末で，キーボードやマウスがなく，見た目はただのスピーカーに見える製品やモニターが付いている製品があります．多くは，インターネット接続機能があり，音声により操作が可能です．端末に向かって話しかけることで，AI で音声認識をするプログラム（AI アシスタント）が聞き取った音声を判断し，処理を行ってくれます．例えば，「今日の天気は？」と話しかけると，天気予報を伝えてくれたり，「音楽をかけて」と話しかければスピーカーから音楽を流したりすることができます．

モニターが付いている製品の場合，動画の視聴やスケジュールの確認などの機能があります．

2　メディアストリーミング端末

インターネットで配信されている音楽や動画を利用する機能に特化した端末で，Amazon の『Fire TV Stick』や Apple の『Apple TV』などがあります．これらの端末は，モニターやテレビに接続して使用します．

3　IoT デバイス

IoT（internet of things）デバイスは，家電などをインターネットにつなげることで，タブレット端末やスマートフォンなどからリモート操作できるものです．IoT デバイスには，温度や湿度，振動などを感知するセンサーやカメラが組み込まれていて，それらで感知した情報をタブレット端末やスマートフォンに通知する機能がある製品もあります．

3 アプリケーション・各種ソフトウェア

　パソコンはソフトウェア（ソフト）を動かすことで，目的に合った作業ができます．ソフトウェアにはパソコンを動かすための基本的ソフトウェアとなるオペレーティングシステム（operating system：OS）と，作業の目的に応じて作成されたプログラムであるアプリケーションがあります**(図6)**．

　スマートフォンで動作するアプリケーションの場合，アプリケーションを省略して「アプリ」と呼んでいます．アプリケーションとアプリに同義として使用されていますが，パソコンの場合は「アプリケーション」，スマートフォンで使用する場合は「アプリ」と呼ぶ傾向があります．

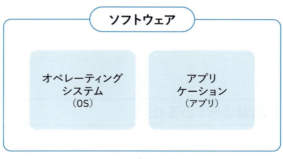

図6　ソフトウェアとOS，アプリケーション

A　OS

　OSは，パソコンを動かすための基本的なソフトウェアです．これは，パソコンの根幹となるソフトウェアであり，モニターに画面を表示したり，マウスやキーボードなどの装置を使えるようにしたりする役割を果たします．つまり，OSはパソコンのなかでさまざまな作業を調整し，ユーザーがスムーズにパソコンを使えるようにするための必須のソフトウェアです．

1　OS の役割

① ハードウェアの管理

　パソコンに搭載されているハードウェアが競合しないよう制御したり，ハードウェアとソフトウェア間のデータのやり取りを制御したりします．

② ソフトウェアの管理

　同時に複数の作業ができるようにソフトウェアの管理を行います．例えば，ブラウザ（ホームページを閲覧するためのアプリケーション，p.26 参照）でニュースを調べながら，文書を作成するアプリケーションで文章を入力するなどの操作をするときに，作業の順番を決め，効率よく作業できるようにCPUやメモリの動作を割り当てます．

③ ファイルの管理

　パソコン上に保管されているファイルを外部記憶装置に書き込んだり，外部記憶装置から読み込んだりするなど，ファイルの管理を行います．

④ 周辺機器の管理

　キーボートやマウス，プリンタなどの周辺機器の接続を管理しています．

2　パソコンに搭載されている OS

　OS の種類にはさまざまなものがあります．代表的なものとしてはMicrosoft の『Windows』や Apple の『MacOS』，Google の『Chrome OS』などがあります．それぞれ操作方法などに違いがありますが，担っている役割はほぼ同じです．

① Windows

　世界で最も使用されている OS は，Microsoft の Windows です．Windowsを搭載したパソコンはさまざまなメーカーから販売され，多くの周辺機器との互換性があります．大学や企業，医療機関などでも広く採用されています．

PART1　情報の基本

② Mac OS

　AppleのMac OSは，Appleが製造・販売するパソコンにしか搭載されていません．Windowsに比べてシェアは低いですが，医療やデザインなど一部の業界ではMacが使用されることがあります．iPhoneなどほかのAppleのデバイスとの連携がスムーズにできるのが特徴です．

③ Chrome OS

　GoogleのChrome OSは，一般的なパソコンよりも起動が速く，動作が軽いという特徴があります．Chromebookと呼ばれるノートパソコンは比較的安価で，データの保存はクラウドストレージ上に行われます．また，Androidのスマートフォンと同じアプリが使用可能な点も特徴です．

3　スマートフォンに搭載されているOS

　スマートフォンには，主にGoogleの『Android』とAppleの『iOS』の2つのOSがあります．

① Android

　Googleが提供しているスマートフォン向けのOSです．Google以外のさまざまなメーカーのスマートフォンでも使われています．

② iOS

　Appleが提供しているスマートフォン向けのOSで，iPhoneで使用されています．iOSは，Mac OSと同じで，Appleが製造・販売するデバイス以外には搭載されていません．

4　OSのシェアと特徴[1]

　世界と日本では，OSの利用傾向が少し異なります．パソコンの場合，世界，日本ともWindowsが広く使われ，Macは20％以下のシェア率です．
　一方で，スマートフォンのOSでは，日本ではiOSが58.85％のシェア率で，Androidは40.93％です（2024年6月現在）．しかし，世界全体ではAndroidが約70％のシェア率を有し，iPhoneが30％程度となり，日本と

は逆の傾向がみられます．

B アプリケーション

　パソコン単体だけでは，パソコンで作業することができません．パソコンを機能させるためには，OS 以外に情報を処理するためにはソフトウェアが必要です．アプリケーションとは，ユーザーがパソコン上で作業をする機能をもったソフトウェアです．

　よく使われるソフトウェアには，インターネット上のホームページを閲覧する**ブラウザ**や，**オフィスソフト**と呼ばれる，文章作成や表計算のソフトウェア，プレゼンテーションソフトウェア，画像や動画を編集するソフトウェアなどがあります．また，パソコンに初めからソフトウェアが組み込まれている（プレインストール）場合と，CD や DVD，インターネット上のソフトウェアがあり，これらはデータをパソコンに取り込んでから（インストール）使えるようになります．

　このように，パソコンは使用する目的に合ったアプリケーションをパソコンにインストールすることで，初めて処理を行える状態になります．

1 ブラウザ

　ホームページを閲覧するときに使用するアプリケーションです．ブラウザは，インターネットを介してさまざまなホームページにアクセスし，そのページを表示し閲覧できるようにするものです．通常，パソコンを購入した時点ですでにアプリケーションがインストールされています．しかし，アプリケーションによって，機能や使いやすさなどが異なるため，最初からパソコンに入っているブラウザではなく，自分の使いやすいブラウザをインストールして使用することも多くあります．

　代表的なブラウザとして，Microsoft の『Edge』，Apple の『Safari』，Google の『Chrome』などがあります．パソコンで使用するブラウザのシェアでは，Chrome が世界および日本で約 60％となっています[2]．

PART1　情報の基本

2　文章作成ソフトウェア

　文章作成ソフトウェアは，資料などを作成するうえで，便利な機能を数多く兼ね備えているソフトウェアです．代表的なものとして，Microsoft の『Microsoft Word』や Apple の『Pages』，Google の『Google Docs』などがあります．

　レポートの作成や研究成果を投稿，書類を作成するときに，これらの文章作成ソフトを使用します．文章作成ソフトウェアの主な機能として以下のものがあります．

① 文章の入力

　文章を入力し，書類やレポートを作成できます．作成する文章の書体デザイン（フォント）の種類，行間や文字の大きさなども変更できます．

② 文章装飾とレイアウト

　文章を入力するだけではなく，文字に立体感や影を付けるなど装飾を加えたり，レイアウトを美しく整えたりできます．

　大学などの授業では，レポート課題があり，作成する際のルールが定められている場合があります．例えば，ページ数の挿入や目次や表紙の作成，1ページあたりの文字数や余白の幅などが挙げられます．このように指定されたルールでレポートを作成するためには，文章作成ソフトウェア上で，レイアウトなどを設定する必要があります．

③ 校閲機能

　文章作成ソフトウェアには，入力した文章に対し，日本語の表現の間違いや誤字・脱字をチェックして，入力ミスの箇所を表示する機能があります．そのため，メモ帳など簡易的な文章入力ソフトウェアを使うよりも，打ち間違いや文法上の誤りなどに気づきやすくなります．

3　プレゼンテーションソフトウェア

　プレゼンテーションソフトウェアは，学習や研究の成果を伝える際に利用されるソフトウェアであり，主にスライドを作成してプレゼンテーショ

ンを行うために設計されています．代表的なものに Microsoft の『Microsoft PowerPoint』，Apple の『Keynote』，Google の『Google Slides』があります．

　プレゼンテーションソフトウェアは，学術的な発表や企業のプレゼンテーション，教育的な用途など，さまざまな分野で幅広く活用されています．

　プレゼンテーションソフトには，以下のような機能が備わっています．

① スライド作成

　文字だけではなく，写真や図などを配置して見栄えのするスライドやグラフや表を挿入してデータを視覚的に伝えられるスライドを簡単に作成できます．また，音楽や動画のメディアファイルを埋め込むことで，スライドを表示したときにそのメディアを再生できる機能もあります．作成したスライドのデザインやレイアウトの変更などの編集も簡単にできます．

② プレゼンテーションの再生

　作成したスライドをプレゼンテーションモードで再生できます．スライド切り替えやアニメーションの設定も可能です．

4　表計算ソフト

　表形式でデータを整理し，計算や分析を行うためのソフトウェアです．また，データの処理だけではなく，名簿や入力フォームを作成することもできます．

　代表的な表計算ソフトは，Microsoft の『Microsoft Excel』や Apple の『Numbers』，Google の『Google スプレッドシート』があります．表計算ソフトに以下のような機能が備わっています．

① 表計算

　表計算は，数値やデータを表形式で整理し，計算や分析を行うことができます．主にスプレッドシートと呼ばれる，格子状の入力画面にデータを入力し，それをもとに数式や関数を用いて計算や分析を行います．計算では，複数のデータの合計や平均，標準偏差，最大値，最小値などの計算や

PART1　情報の基本

統計学で使用するような複雑な計算をすることもできます．

② データの整列とフィルタリング

　表計算ソフトウェアでは，入力した数値やデータの検索，特定の条件に基づいてデータを抽出して利用することができます．必要な情報に素早くアクセスできるため，多くのデータ量を管理する場合に使用されます．

③ グラフの作成

　入力しているデータをグラフ化することができます．作成できるグラフには，棒グラフや折れ線グラフ，円グラフなどさまざまな種類があります．また，2つのグループの相関をみるための散布図，バブルチャートやレーダーチャートのように複数の集団間の関連や傾向を確認するためのグラフを作成することができます．

5　画像・動画編集ソフトウェア

　写真などの画像や動画に対して，編集や加工を行うためのツールです．これらのソフトウェアは，プロのデザイナーやクリエイターから一般のユーザーまで広く利用されています．

　代表的なソフトウェアには，画像編集ではAdobeの『Adobe Photoshop』，動画編集では，同社の『Adobe Premiere Pro』，Appleの『Final Cut Pro』などがあります．

参考文献
1) Statcounter Global Stats : Operating System Market Share, Operating System Market Share Worldwide（閲覧日：2024年5月）
2) Statcounter Global Stats : Browser Market Share, Operating System Market Share Worldwide（閲覧日：2024年5月）

4 ファイルとデータの保存

パソコンでデータを取り扱う際には，そのデータをパソコン自体に保存したり，外部の記録媒体装置に保存したりします．記録媒体装置にはそれぞれ異なる特徴があり，取り扱うデータの特徴に合わせた装置を選択します．

A ハードディスクドライブ

ハードディスクドライブ（hard disk drive；HDD）は磁気ディスクにデータを記録する方式で，物理的なディスクが回転し，そのディスクにデータを読み書きします．HDD には，以下のような特徴があります（**表1**）．

1 安価で大容量

ほかの記録媒体と比べ，安価で大容量のデータを保存できます．容量が大きいデータの保存に向いており，パソコン以外にはテレビ番組の録画用の媒体としても使用されます．

2 読み書きする速度が SSD と比べて遅い

後述する SSD よりもデータを読み書きする速度が遅いため，HDD に保存されているアプリケーションやプログラムの動作が遅くなることがあります．

3 衝撃に対する耐久性が低い

物理的に動作する部品があるため，振動や衝撃に対する耐久性が低いで

PART1　情報の基本

す．そのため，HDDに強い衝撃が加わると，ディスクが破損してデータが消失してしまう可能性があります．

B　ソリッドステートドライブ

ソリッドステートドライブ（solid state drive ; SSD）はフラッシュメモリとよばれる半導体にデータを保存します．サイズが小さく軽いため，携帯用の記憶媒体装置としても使用されています．SSDには以下のような特徴があります（**表1**）．

1　高速なデータの読み書き

物理的なディスクなどが無いため，HDDよりもSSDは高速でデータを読み書きできます．SSDにOSやアプリケーションのデータが保存されている場合，パソコンの起動やアプリケーションの動作が速くなります．

2　高い耐久性と静音性

機械的な部品が少ないため，HDDよりも耐久性があります．そのため，持ち歩くスマートフォンやタブレットなどで使用されています．また，ディスクに書き込む動作音がなく，静音性に優れています．

表1　HDDとSSDの比較

	HDD	SSD
メリット	・ほかの記録媒体と比べて，安価 ・大容量のデータを保存できる	・HDDよりも高速でデータを読み書きできる（OSの起動やアプリケーションの動作が速い） ・HDDよりも耐久性が高い ・静音性に優れる ・コンパクトで軽量
デメリット	・SSDよりもデータを読み書きするスピードが遅い ・振動や衝撃に対する耐久性が低い ・ディスクに書き込む動作音がある	・HDDよりも価格が高い ・長期間の使用で性能が低下する

2　コンピュータ　031

3　値段が高い

　保存できるデータ量が同じでも，SSD は HDD と比べて値段が高い傾向があります．ただし，技術の進化と SSD の普及により価格が下がってきています．

4　長期間の使用により性能が低下

　SSD に使用されているフラッシュメモリは書き込み回数には限度があり，長期間の使用で性能が低下することがあります．

c　クラウドストレージ

　クラウドストレージは，インターネットを介してサーバにデータを保存する仕組みです（**図7**）．インターネットに接続されていれば，データにアクセスできるため，データを保存した媒体を持ち歩くことなく，データにアクセスできます．
　クラウドストレージは Microsoft の『Microsoft OneDrive』や Apple の『iCloud』，Google の『Google Drive』など，さまざまな企業がクラウドストレージを提供しています．ID やパスワードを登録することで利用でき，ストレージの容量などにより無料・有料プランがあります．

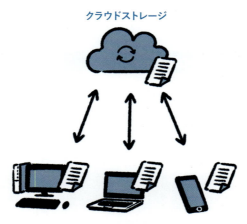

図7　クラウドストレージの仕組み

1　インターネットに接続できる場所・端末で利用が可能

　インターネットを経由してデータを保存するため，インターネットに接続できる端末であれば，データにアクセスすることが可能です．自宅のパソコンで編集している書類を，電車の中や大学・会社で閲覧・編集することもできます．

2　他者と共有ができる

　ファイルを共有する設定にすることで，他者とファイルを共有し，同時に編集することもできます．

3　ネットワーク環境への依存

　クラウドストレージはインターネット経由でサーバにアクセスするため，データを読み書きする速度はインターネットの通信速度に依存します．通信速度が遅い場合，データの読み書きに時間がかかってしまいます．また，インターネットに接続ができない環境の場合，記録したデータ自体にアクセスすることができません．

4　保存データ量により費用がかかる

　クラウドストレージには無料プランも存在しますが，より多くの容量を使用する場合は有料となるサービスもあります．教育機関によっては，在学中は教育機関で契約しているクラウドストレージの有料サービスを無料で使用できる場合もあります．

5　情報漏洩・ウイルス対策がされている

　各企業のクラウドストレージでは，コンピュータウイルス対策がされていたり，データへのアクセス制限がされていたりするなど，データを安全に管理することができます．

D USB フラッシュメモリ

　USB フラッシュメモリ（USB メモリ）は，パソコン本体の USB ポートに接続し，データを保存したり，データを読み込んだりすることができる記録媒体装置です**(図8)**．USB ポートがあるパソコンで使用することができるため，とても汎用性が高く，多くの場面で使用されています．

　ただし，持ち運びの際に物理的に壊れてしまうこと，紛失してしまうこと，パソコン等に差したまま外し忘れてしまうことなどのトラブルが起こることもあり，取り扱いには注意が必要です．

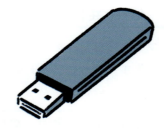

図8 USB フラッシュメモリの例

E データの保存先の選択

　データの保存先は，用途やニーズに応じて適切な媒体を選択することが重要です．例えば,高速なデータアクセスが求められる場合には SSD が適しています．また，大容量のデータを保存する場合には HDD，他者と共有するデータや複数の場所からアクセスする可能性のあるデータの場合は，クラウドストレージが選択肢になります．

PART1　情報の基本

5　インターネット

　インターネットは，世界中にあるさまざまなコンピュータのネットワークや情報機器を互いに接続し，情報をやり取りするためのシステムです．1990年代ごろにパソコンが一般家庭に普及し始めるとともに，世界的に広く普及していきました．

　プライベートでは，買い物，動画や音楽を楽しむときに使用したり，ゲームで世界中のユーザーと交流をしたりする場合に使用されています．現代の社会においてインターネットがなければ，日常生活や仕事，教育活動に大きな支障を来してしまうなど，その普及と進化によって，現代社会において不可欠な存在となっています．以下に，その仕組みについて簡潔に説明します．

A　インターネットの基本構造

　コンピュータは1台だけでは，そのコンピュータに保存されている情報しか扱うことができません．外部のコンピュータと情報のやり取りをする1つの方法として，インターネットがあります（**図9**）．

　複数のコンピュータをWi-fiなどの無線LAN（wire less local area network）や有線LAN（wired local area network）などを使用し，コンピュータ同士で情報をやり取りできるようにした仕組みをネットワークと呼びます．インターネットは，個人ユーザーや個人宅，企業や学校などの1つ1つの小さいネットワークと外部のネットワークを，プロバイダという接続事業者を介してつなぐことで，世界中のネットワークに接続できるようになっています．インターネットは世界規模でコンピュータ同士を接続した，最も大きいネットワークといえます．

　インターネット上には，メールサーバやWebサーバなどさまざまな役割

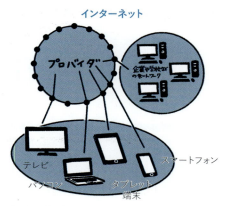

図9　インターネット

をもったサーバが設置されています．それらのサーバは，送られてきた要求に従って，別のサーバにデータを送ったり，もっているデータを渡したりすることで，メールの送受信やブラウザでのホームページの閲覧を可能にしています．

B　インターネットを利用する各種サービス

インターネットを利用して，多くの企業や個人がさまざまなサービスを提供しています．一昔前は，対面でしかできなかったことが，現在はインターネットを通して行うことができるようになっています．一般的に広く利用されているサービス・サイトを以下に挙げます．

1　検索サイト

インターネットで目的のホームページを探す場合に，URL がわかっていれば，そのアドレスを入力することで，目的のサイトにアクセスすることができます．しかし，URL を知らない場合は，『Google』や『Yahoo!』などの検索サイトを使用します．

この検索サイトは，探したい情報に関するキーワードを検索欄に入力・検索することで，キーワードに関連したホームページの URL を提示するものです．

PART1　情報の基本

例えば，大学のホームページを探したい場合は，各検索サイトのキーワード入力欄に，「○○大学」と入力することで，その大学のホームページのURLを検索することができます．また，特定のホームページだけではなく，曖昧なキーワードからでも検索結果を表示させることができます．

また，『Google』や『Yahoo!』などの検索エンジンは，ただホームページを検索して表示するだけではなく，各種Webサービスを展開しています．

2　動画・音楽配信サイト

インターネット・スマートフォン等の普及で大きく変わったものとして，動画・音楽視聴があります．過去の映画やドラマ，アニメなどの映像作品を観ようとした場合や音楽を聴きたい場合，インターネットが普及する前は，ビデオテープやDVD，ブルーレイディスク，音楽CDを購入もしくはレンタルサービスを利用していました．

現在では，インターネットを経由して音楽・動画を楽しむことができます．代表的なサービスとしては，個人や企業が動画を投稿している『YouTube』などの動画配信サイト，『Netflix』や『U-NEXT』『Disney＋』などのドラマや映画を配信するサイト，スポーツ映像を多く配信する『DAZN』など，配信する内容によってさまざまな種類の配信サイトがあります．価格は，月額で数百円から数千円と比較的安価に利用できます．

動画と同様に音楽を聴くことができるサービスも多くあります．代表的なもので，『Spotify』や『Apple Music』『Amazon Music』などがあります．

3　通販サイト

インターネット上で商品を確認し，購入することができます．代表的なサイトとして，『Amazon』や『楽天市場』があります．これらのサイトは，食料品から家電，日用品までさまざまな商品を購入することができます．

これらのサイト以外にも，衣類を中心に扱っている『ZOZOTOWN』，家電を中心に扱うサイト（ヨドバシカメラやビッグカメラなどの家電量販店），個々

の企業が自社の製品を販売しているサイトなどさまざまなサイトがあります．また，『メルカリ』や『Yahoo！オークション』など，個人対個人の取引を仲介するサービスもあります．

　問題として，現物を見ることなく購入することになるため，自分が思っていたイメージと商品が違うなどのトラブルが発生することもあります．また，個人で運営している通販サイトでは，詐欺を目的としたものも少なくありません．例えば，有名なブランド品を販売しているサイトで購入したものが偽物であったり，届いた商品と注文した商品が異なっていたりすることもあります．そして，商品の代金を払ったにもかかわらず，商品が届かないだけではなく，そのサイトが突然閉鎖され売主と連絡がとれなくなることや入力されたクレジットカードの情報が犯罪に利用されてしまう可能性もあります．

4　地図サービス

　複数の地図サービスがあり，世界中の地図を閲覧できます．Apple の『Apple マップ』や Google の『Google Map』では，ただ地図を表示するだけではなく，衛星写真や 3 D で表現された建物を表示する機能があります．また，真上からの視点，歩行者や車の視点から 360°の写真を確認することもできます．

5　翻訳サービス

　日本語から英語など，入力された文章を多言語に翻訳するサービスです．代表的なものには，『Google 翻訳』『DeepL 翻訳』などがあります．

　無料・有料のサービスがあり，サービスによっては PDF ファイルをそのまま翻訳できる機能や，ホームページ全体の言語を翻訳・表示する機能などを提供しています．スマートフォンのアプリでは，カメラで撮影した画像の言語をリアルタイムで変換するような機能を提供しているサービスもあります．

PART1　情報の基本

c 大学などの教育機関で利用されているサービス

1　LMS・学習管理システム

　LMS（learning management system）は，主に教育機関で使用されるインターネット上のプラットフォームです．LMSではオンライン上で学習状況の管理だけではなく，学習資料の配信や，課題の評価を行うためのサービスが提供されています．

　LMSはオンライン学習の普及とともに，教員と学生のコミュニケーションを図るため，また，授業展開の柔軟性や効率性の向上を図るために広く利用されています．大学などの教育機関だけではなく，一般企業においてもLMSが導入されています．

　LMSの代表的なサービスには，『Google Class Room』『Moodle(ムードル)』『manaba(マナバ)』があります．LMSの主な機能を以下に挙げていきます

① コース管理
　教員がLMSサービス上にコースを作成し，授業資料やレポートの提出先などを追加できる機能があります．アンケートや小テストなどをコースに組み込むこともできます．

② 学習者管理
　各コースに学生を登録すると，教員が進捗状況の追跡，評価などを行うことができます．

③ コミュニケーション
　教員と学生間の双方向の連絡を可能にするためにチャットや掲示板，メッセージ機能などがあります．

2　コンピュータ　●●●　039

2 ビデオ会議

2020年頃から流行した新型コロナウイルス感染症により，多くの教育機関では，感染症の拡大予防のため対面での講義が実施できなくなりました．そのため，ビデオ会議システムを使用してリアルタイムに講義を配信したり，オンデマンド方式（ユーザーが要求したタイミングでサービスを提供する）で講義を配信したりする機会が増えました．

感染者の減少後も，ビデオ会議システムによる講義を継続している教育機関もあり，今後も使用されることが予測されます．ビデオ会議システムの代表的なサービスとして，『Zoom』や『Microsoft Teams』『Google Meet』があります．ビデオ会議システムの主な機能や特徴を以下に挙げます．

① ビデオ会議の開催

ビデオ会議は，オンライン上で開催される会議です．その会議に参加する場合は，提供された会議のURLや開催コースへの登録が必要になります．

ビデオ会議は，インターネット環境があれば，どこからでも参加できます．そのため，離れた教育機関同士をつなぎ，同時に会議や講義を行うことが可能です．

② メッセージのやり取り

ビデオ会議が開催されている場合には，開催者と参加者，参加者同士でメッセージを送ることができます．多くの学生が参加する対面の講義では，手を挙げて発言することに気が引けてしまう学生であっても，教員に向けて質問等を投げ掛けやすくなります．

D 生成 AI

生成AIは，AI（人工知能）の一種でコンピュータが学習した内容をもとに，さまざまなコンテンツ（文章や画像，動画など）を生成するサービスです．2023年頃からサービスが普及しました．生成AIの代表的なサービスには，『Chat GPT』『Google Bard』『Bing』『Microsoft Copilot』があります．

PART1　情報の基本

1　生成AIでできること

① リサーチ

　調べたいことやわからないことがある場合，よく利用されているのが検索サイトですが，生成AIを使用して調べることもできます．生成AIを使用する場合は，検索欄に調べたい文字を入力する方法は検索サイトと同じですが，ホームページが表示されるのではなく，生成AIによる回答が表示されます**（p.42参照）**．

② 文章作成

　生成AIで，文書を作成することができます．例えば，大学でのレポート課題に関するキーワードを生成AIに入力すると，そのテーマに沿った文章が作成されます．レポートを作成する際に，文字数の制限や専門用語の有無，どういう構成にするかを指示することも可能です．

③ 画像・動画・音声生成

　生成AIの中には，画像や動画，音声を自動的に作成してくれるサービスがあります．Microsoftの『Microsoft Copilot』では，条件を指定した後に画像の生成を指定すると，条件に応じて画像が作成されます．

2　生成AIを使用するうえでの注意点

① 情報の正確性

　生成AIでは，一見「もっともらしい」文章が生成されますが，出力された内容に虚偽や誤った情報が含まれている可能性があり，必ずしも正しい情報とは限りません．しかも，生成AIがインターネットのサイトからどの情報を使って文章を生成しているかは，利用者から確認することができないのです．そのため，生成AIが出した答えが本当に正しいかどうかを確認する必要があります．

　生成AIのサービスによっては，生成に用いた文章の出典元のリンクを表示しているものもあります．生成AIが出力した文章をそのまま信じるのではなく，参考としているホームページを確認し，生成された文章に間違いがないかを注意深く確認する必要があります．

また，生成 AI は常に最新の情報を基に文章を作成しているわけではありません．ChatGPT の無料版では，2024 年 9 月現在で GPT-3.5 と GPT-4o の 2 つのバージョンが使用でき，GPT-3.5 は 2021 年 9 月までの情報，GPT-4o は 2023 年 10 月までの情報をもとに文章を生成しています．そのため，最近の出来事などは生成された文章に反映されません．特に，常にアップデートされる情報の場合は，最新の情報であるかを確認することが大切です．

例）アメリカのプロ野球リーグの大谷翔平選手が所属する球団は？

＊大谷選手は，2023 年 12 月にロサンゼルス・エンゼルスからロサンゼルス・ドジャースに移籍しています．

① ChatGPT（GPT-3.5・無料版）の出力

私の知識の時点である 2022 年 1 月までの情報に基づいてお答えします．2022 年 1 月時点で，大谷翔平選手はロサンゼルス・エンゼルスというアメリカのメジャーリーグベースボール（MLB）の球団に所属しています．ただし，プロ野球の選手の契約状況は変動する可能性があるため，最新の情報を確認することが重要です．

☞最新の情報が追加されていないため，生成時点（2023 年 12 月時点）での正確な情報を回答することができていません．

② Microsoft Copilot の出力

アメリカのプロ野球リーグの大谷翔平選手が所属する球団は，ロサンゼルス・エンゼルスです．大谷選手は，投手と打者の両方で活躍しており，2022 年には MLB 史上初となる投打でのダブル規定到達の偉業を達成しました．2023 年には，ドジャースに移籍すると発表し，大リーグ史上最高額の契約を結びました．大谷選手は，日本人選手のメジャーリーグ挑戦の歴史に新たなページを刻んでいます．

☞最初の文章では，所属球団はロサンゼルス・エンゼルスとなっていますが，後半の文章では，ロサンゼルス・ドジャースに移籍が発表されていると記載され，現在，どちらの球団に所属しているか一見するとわかりにくいです．

② 著作権

　生成 AI が作成した画像や動画，音声などのコンテンツに著作権がある可能性もあります．生成 AI はゼロからコンテンツを生み出しているのではなく，コンピュータが学習した情報をもとに出力しています．そのため，著作権があるコンテンツを学習していると，その元データと酷似したものを生成している可能性があり，気がつかないうちに著作権を侵害していることもあり得ます．

　ただし，生成 AI による生成物の著作権侵害の有無については諸説があるのが現状です．そのため，生成 AI で作成したコンテンツを使って公の場で発表を行ったり，ビジネスを行ったりすることには注意が必要です．

③ 個人情報の入力

　生成 AI に入力した情報は，生成 AI の学習データとして利用される可能性があります．また，入力した情報が第三者に絶対に漏れないとも言い切れません．自分自身の個人情報はもちろん，他者の個人情報や機密性の高い情報は生成 AI に入力しないようにすることが必要です．

④ レポート作成時の利用

　生成 AI を利用すると，簡単に作文やレポートが作成できますが，その文章が学生本人の考えた文章なのか，生成 AI が作り出した文章なのか，読み手が判断することは困難です．

　レポート課題などで生成 AI を利用する場合は，なぜそのテーマが課せられたか目的を考える必要があります．レポートを作成する場合，学生は文献の調査や書籍の閲覧を行い，その結果を文章に表現します．課題を出した教員は，最終的なレポートの内容だけではなく，作成するための調査を含め，作成の過程における学びを期待しています．そのため，レポート課題の目的を考慮したうえで，適切な方法で生成 AI を利用する必要があります．

　近年では生成 AI の利用に対して，使用基準を設けている教育機関もあります．教育機関によっては，生成 AI で出力された内容をそのまま利活用して成績評価の対象となる成果物を提出しないようにすること，もし生成 AI による文章をそのまま提出した場合には，提出物を評価しないことを表明しています．

生成 AI で作成される文章の課題の一例

実施日：2024 年 9 月

使用した生成 AI：Chat GPT（GPT-4o・無料版）

指示文章：「レポート作成で，生成 AI を使用することのメリットとデメリットは何か？というテーマで，500 文字程度のレポートを書く．また，レポートは，はじめに，本文，おわりに，の 3 部構成にする．結論は，利用することを避けたほうが良いとする．」

指示文書から下記の文章が生成までの時間：約 30 秒

■ **生成された文章**

はじめに：近年，生成 AI 技術の進展により，文章作成やデータ解析といった作業を効率的に行うことが可能になりました．特にレポート作成においても，AI を活用することで迅速なアウトプットが期待されます．しかし，その利用には慎重さが求められます．本レポートでは，生成 AI をレポート作成に使用する際のメリットとデメリットを検討し，最終的に利用を避けるべき理由について述べます．

本文：生成 AI を使用するメリットの一つは，時間短縮です．大量のデータを瞬時に処理し，情報をまとめて文章にする能力は，特に短期間でのレポート提出が求められる場面で非常に有効です．また，AI は多言語対応が可能であり，幅広い資料にアクセスできるため，調査の効率が向上します．さらに，文章の文法や表現の修正を自動で行うため，レポートの質を高めることも期待できます．一方で，生成 AI にはデメリットも多く存在します．まず，AI は必ずしも信頼性の高い情報を生成するわけではなく，事実と異なる情報を含む可能性があります．また，AI は独自の視点や批判的な分析を持たないため，レポートの内容が浅くなりがちです．さらに，倫理的な問題として，AI による作業はオリジナリティの欠如につながる恐れがあり，学術的な評価を損なう危険性があります．

おわりに：生成 AI はレポート作成において一定の効率性をもたらしますが，情報の信頼性や独自性に欠ける点が大きなデメリットで

PART1　情報の基本

> す．そのため，特に学術的な場面では，AI に過度に依存すること
> を避け，自己の思考と分析を中心に据えることが重要です．結論
> として，レポート作成において生成 AI の利用は慎重に行うべきで
> あり，できる限り避ける方が良いと考えます．

3　生成 AI の活用の仕方

　生成 AI は，今後の進化が期待されつつも，これまで解説してきたように利用には注意が必要です．教育機関や病院などの指標が示すように，高度な技術を使いこなすためには気をつけなければいけないポイントがあります．

　まずは，生成 AI による創作物に対して知識をもち，その創作物が正確なものであるかを判断することが必要です．また，生成 AI を使用して，意図した文章や画像を作り出すには，適切な質問や指示文書を作成する必要があり，これには一定の知識が求められます．

　さらに，生成 AI にすべてを頼るのではなく，生成 AI を使いこなすことができるようなスキルを磨くことも必要です．そして，生成 AI を活かすためには，単にその機能・利便性だけに注目するだけでなく，自分自身がどのように活用できるかを知り，その特徴を理解しなければなりません．

　今後，生成 AI は精度が上がり，機能はさらに進歩して普及することが予測されます．生成 AI を単に批判の対象とせず，使用する機会を増やし，効果的かつ効率的に使いこなせるようにしていきましょう．

参考文献
1) 早稲田大学：「生成 AI などの利用について」(https://www.waseda.jp/top/news/89507)
2) 東京大学：「生成系 AI（ChatGPT, BingAI, Bard, Midjourney, Stable Diffusion 等）について」(https://utelecon.adm.u-tokyo.ac.jp/docs/20230403-generative-ai)
3) 藤田医科大学：「生成 AI の利活用に関するガイドラインについて」(https://www.fujita-hu.ac.jp/news/j93sdv000000pxj8.html)
4) 旭川医科大学：「生成 AI の利用について」(https://www.asahikawa-med.ac.jp/guide/action/generative_ai/)

6 コンピュータウイルス

コンピュータウイルスとは，コンピュータに侵入する特殊なプログラムです．ウイルスがどのような活動をするかは，ウイルスによって異なります（表2）．

表2 ウイルスの活動例

- メッセージや画像を表示する
- パソコンに保存されている個人情報を抜き取る
- パソコンに保存されているファイルを消去する
- パソコンが起動できないようにする
- ウイルスを拡散させるためにメールを自動的に送信する
- パスワードなどのデータを外部に自動的に送信する

A 代表的なウイルス

1 Emotet

近年，日本で感染の拡大・被害が拡大しているコンピュータウイルスです．このウイルスは，パソコンに保存されているメールのアカウント，メールの本文といったデータなどの情報を盗むことを目的としています．

また，このウイルスは単に情報を盗むだけではなく，メールを介して感染を拡大させるために，盗み出したメール情報から，過去にメールをやり取りした相手のメールアドレス，メールの内容などを利用して，あたかも正規の返信メールであるかのようなメールを作成して相手に送ります．そのメールの受信者が，メールのやり取りのある人物からのメールだと思い込み，警戒しないまま，ウイルスが仕込まれた添付ファイルを開くことに

PART1　情報の基本

より，感染してしまいます．この繰り返しにより，感染が拡大していきます．

2　ランサムウェア

　感染したパソコン内のデータを暗号化し，暗号化されたデータを使用できなくするウイルスです．このウイルスの目的は，単なる悪戯ではなく，暗号化により使用が不可能になったデータを元に戻すために，金銭を要求することにあります．

　ランサムウェアは，メールやWebサイト，USBメモリなどを経由して感染し，企業の場合は，企業のネットワークシステムの脆弱性が悪用されることにより感染が起きてしまいます．狙われる対象として，大きな企業や医療機関があります．

　多くの医療機関では，患者情報を電子カルテで管理しています．ランサムウェアに感染すると，電子カルテにアクセスできず患者情報の確認ができなくなってしまいます．

　また，要求通りにお金を払ったとしても必ず復旧する保証はなく，正常な状態に戻すために数ヵ月を要することもあり，感染した際の損失は大きなものとなります．

■ 医療機関におけるランサムウェアの被害例①
　2021年10月，つるぎ町立半田病院（徳島県）がランサムウェアに感染し，電子カルテの閲覧ができなくなるなどの被害を受けた．ウイルス感染の影響で，ウイルス感染前の状況に戻るまでに，2ヵ月を要した．

■ 医療機関におけるランサムウェアの被害例②
　2022年10月，大阪急性期・総合医療センター（大阪府）で，電子カルテの管理システムに大規模な障害が発生し，緊急以外の手術や外来診療などを停止した．原因は，ランサムウェアによるサイバー攻撃を受けたとしている．復旧のめどは立たず，翌日以降の診療にも影響が生じた．

2　コンピュータ　●●●　047

B ウイルスの侵入経路

　パソコンがウイルスに感染する経路として，インターネットを閲覧しているときや，メールを受信したとき，USB メモリなどの記録媒体をパソコンと接続したときなどがあります．

1 ホームページの閲覧

　パソコンやスマートフォンでインターネットを閲覧すると，世界中にある数多くのホームページを閲覧することができます．しかし，ホームページの中には悪意をもって作成されたものがあります．インターネットを閲覧するソフト（ブラウザ）の脆弱性により，ホームページにアクセスするだけで，パソコンにある情報を自動的に収集したり，悪意のあるプログラムをパソコンに自動で組み込んだりしているものもあります．

2 メールの受信，添付ファイルを開く

　メールには，文章やプレゼンテーション，PDF のファイルが添付されていることがあります．この添付ファイルにウイルスが仕込まれている場合，ファイルを開くことでパソコンがウイルスに感染してしまいます．
　メールには，ZIP 形式のファイルが添付されていることがあります．メールに添付するファイルの容量には制限があるため，大きな容量のファイルをメールで送ることができません．その場合に，ファイルの容量を圧縮して容量を小さくすることができます．このファイル容量の圧縮形式の一つが ZIP です．ZIP ファイルの中にウイルスが仕込まれていることがあり，ファイルを開くことでウイルスがパソコンに感染してしまいます．

3 パソコンに USB メモリなどの記録媒体装置を接続

　パソコン間でデータのやり取りをする場合，USB メモリ（p.34 参照）などを使用することがあります．なかでも USB メモリは非常に便利で，パソコ

PART1　情報の基本

ンにUSBポートがあれば，そのポートに接続することでUSBメモリ内のデータを開くことができます．

　しかし，USBメモリ内のデータにウイルスが入っていると，接続したパソコンに感染することがあります．しかも，このUSB媒介ウイルスは，ファイルを開かなくても，パソコンの自動実行機能を利用して，パソコンにUSBを接続するだけで感染する仕組みになっています．また，USBメモリ内に入っているファイルの一覧を見ただけでは，ウイルスが潜伏しているかは判断ができません．

C　ウイルス感染予防対策

　コンピュータウイルスの感染は，以下のような対策を行うことで防ぐことができます．

1　ウイルス対策ソフトの利用

　Windowsには，『Windows defender』というウイルス対策ソフトが標準で入っています．また，市販のウイルスソフトも多数販売されていて，あらかじめインストールされているパソコンもあります．学生の場合，所属する教育機関からウイルス対策ソフトを無償で提供されていることもあります．

　ウイルス対策ソフトを入れるとパソコンの動作が遅くなったと感じることがあります．しかし，ウイルス対策ソフトを入れなかったり，機能を止めたりすることはやめましょう．パソコンをウイルス感染から守るためには，常にウイルス対策ソフトを作動させておく必要があります．

2　ソフトウェアを最新の状態に保つ

　パソコンやスマートフォンのOSやブラウザには，セキュリティ上の弱点（脆弱性）が発見されることがあり，その脆弱性を狙って作成されるウイルスがあります．脆弱性がみつかった場合，OSやブラウザを提供している企業から，その脆弱性を修正するためのアップデートプログラムが配信

されるので，実行するようにしましょう．常にソフトウェアを最新の状態
に保つことが，ウイルス感染を予防することにつながります．

3 USB メモリにおける対策

① 定期的なウイルスチェック

パソコンにウイルス対策ソフトが入っている場合，USB メモリ内のウイ
ルスの有無を確認することができます．定期的に USB メモリのウイルス
チェックをすることで，USB メモリからの感染を防ぐことができます．

② 使用方法

怪しいパソコン・不特定多数の人が使用するパソコンでは，USB メモリ
を使用しないようにします．USB メモリは，パソコンに接続することでウ
イルスが広がります．そのため，不特定多数が使用するパソコンの場合，
いつウイルスに感染していてもおかしくないため，USB メモリを使用する
ことには注意が必要です．

もし，不特定多数が使用するパソコンを使用する可能性がある場合は，
そのパソコンのウイルスチェック体制がきちんと整っているか確認してく
ださい．教育機関の学習室やパソコン教室のパソコンの場合，定期的にウ
イルスチェックが行われていることが多いです．

また，普段使用しないパソコンで USB メモリを使用した後には，必ず
USB メモリのウイルスチェックをするようにしてください．

③ ホームページの閲覧

悪意のあるホームページにアクセスしてしまうと，パソコンにウイルス
が感染してしまう可能性があります．また，悪意のある第三者がホームペー
ジを改竄していたり，表示される広告に，悪意のあるホームページへのリ
ンクが貼り付けられていたりすることもあります．

ブラウザでホームページを表示すると，URL 欄の横に鍵マークが表示さ
れることがあります（**図 10**）．これは，「SSL（secure sockets layer）/TLS
（transport layer security）」という機能が有効になっていることを示していま
す．この機能が有効の場合，通信が暗号化され，第三者から通信内容がみ
られないようになります．このマークが表示されているかを確認すること

PART1 情報の基本

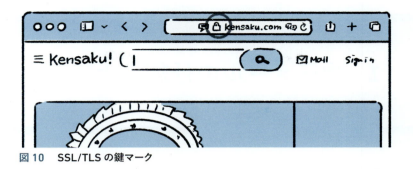

図10 SSL/TLSの鍵マーク

も安全なホームページの閲覧につながります．

④ メールの添付ファイル

　ウイルス感染の経路の1つとしてメールの添付ファイルを開くことがあります．知らない相手からの添付ファイルを開かないことはもちろん，前述したEmotetのようなコンピュータウイルスは，知人を装ってウイルスに感染させるためのメールを送ります．メールを受け取った際に，メールの文面に違和感があったり，普段やり取りをしていない相手から添付ファイル付きのメールが送られてきたりした場合は，細心の注意を払い対応する必要があります．

D おわりに

　一度，ウイルスに感染してしまうと，パソコンが普段通りに動作しなくなるだけではなく，パソコンの中の情報が抜き取られたり，データが壊れたりすることがあります．そのため，ウイルス対策ソフトを導入するなどの対策をとることが必要です．また，怪しいホームページにアクセスしないようにしたり，怪しいメールの添付ファイルは開かないようにしたりするなど，ウイルスに感染しないような行動・対策に努めましょう．

参考文献
1) 独立行政法人 情報処理推進機構：Emotet（エモテット）関連情報．独立行政法人 情報処理推進機構ホームページ（https://www.ipa.go.jp/security/emotet/index.html）
2) つるぎ町立半田病院：徳島県つるぎ町立半田病院　コンピュータウイルス感染事案有識者会議調査報告書について．つるぎ町立半田病院ホームページ（https://www.handa-hospital.jp/topics/2022/0616/index.html）

3 コミュニケーションと情報発信

1 電子メールの仕組みと特徴

　他者と連絡を取ったり，情報をやり取りしたりする方法に電子メール（以下，メール）があります．インターネットに接続できる端末（パソコンやスマートフォンなど）のメールソフトを介して，文字の情報だけではなく，画像ファイルや文書ファイルなどを添付して相手に送ることができます．

A　メールの送受信の仕組み

　メールの送受信は，インターネット上の複数のメールサーバが連携して実現されています（図1）．メールを送信すると，教育機関や企業のメールサーバ，インターネットサービスへの接続業者（プロバイダ）にデータが送信されます．メールを受信したメールサーバは，メールの宛先として指定されているメールサーバにデータを転送します．受信側のサーバは，受信者がメールを取りに来るまでデータを保管します．メールの受信者は，メールサーバにある自分のメールボックスにメールを取りに行き，メールを確認します．

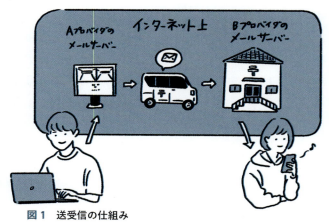

図1　送受信の仕組み

1 メールソフトとWebメール（図2）

　メールソフトには，WindowsやMacなどのOSに標準搭載されているメールソフト，有料，もしくは無料で提供されているメールソフトがあります．

　メールソフトで送受信する方法以外に，ブラウザ**(p.26参照)** でメール送受信ができるWebメールというシステムやサービスがあります．Webメールは『Gmail』や『Yahoo！メール』などが該当します．利用者は，パソコンやスマートフォンのブラウザでWebメールのページにアクセスすることで，メールの送受信や閲覧ができるようになります．

2 メールアドレス

　メールを送る場合には，必ず相手のメールアドレスを入力する必要があります．

① メールアドレスの構成

　メールアドレスは，「ユーザー名」と「@（アットマーク）」，「ドメイン名」の3つ要素で構成されています．一般的にメールアドレスは「ユーザー名@ドメイン名」となります．

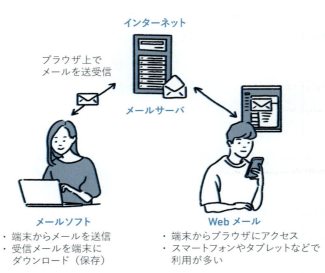

図2　一般的なメールソフトと，Webメールの違い

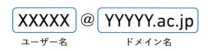

② ユーザー名

　ユーザー名の部分には，個人を識別するための数字やアルファベット，記号が入ります．大学などの教育機関では，この部分に学籍番号や学部・学科を示すアルファベットが入ることがあります．ユーザー名は，他にはないユニークなものであることが必須となります．

　『Gmail』や『Yahoo! メール』など，メールアドレスを取得できるサービスもあります．その場合，ユーザー名の部分は自分で設定することが可能です．ただし，すでに使用されているユーザー名は使用できないため，メールアドレスを新たに取得する際には，複数のユーザー名を考えておく必要があります．

③ ドメイン名

　ドメイン名は，そのメールアドレスがインターネット上のどこにあるかを示すものです．そのため，ドメインを確認することで，そのメールアドレスがどこの組織・機関のものかを知ることもできます．

　18歳未満を対象とした教育機関が使用するドメインは，ed.jp（ed は education），それ以外の教育機関は ac.jp（ac は，academic）を使用します．そのため，大学では，ac.jp が使用されることが多いです．

　教育機関以外のドメインでは，co.jp（co は company，企業などの組織）や or.jp（or は organization，財団法人など），go.jp（go は government，政府機関や各種省庁）などがあります．ドメイン名は，ユーザー名とは異なり自分自身で設定することはできません．

B　メールの特徴

① 教育機関のメールアドレス

　大学などの教育機関で発行されているメールアドレスは，正式な連絡手段として使用できます．例えば，大学の事務や教員にメールで連絡をしたい場合，個人で作成したメールアドレスであれば差出人が不明な迷惑メー

ルとして相手側に受信を拒否されたり，迷惑メールフォルダに分類されたりすることがあります．教育機関が発行しているメールアドレスの場合，ドメイン名で所属する機関が明確になっているため，迷惑メールとして認識される危険性はほぼありません．

② 既読が確認できない

　一部のメッセージアプリ（後述）には，そのメッセージを相手が確認したことを示す「既読」を表示する機能があります．そのため，送信者は相手がメッセージを読んでいるか確認することができます．しかし，電子メールでは，この「既読」を確認する機能がないため，相手がメールを読んでいるのかわかりません．

③ 緊急の連絡には不向き

　メールを受信し確認するタイミングは，個人によって異なります．例えば，メールを受信した際に，端末に着信音を鳴らす設定がありますが，メールを受信する機会が多いと，あえてこの機能を使わない人もいます．また，時間があるときにメールをまとめて確認する人もいます．

　リアルタイムで受信したメールを確認していない場合があるため，至急相手に連絡をしたい場合は，メールではなく，電話や送ったメッセージを確認したことがわかるメッセージアプリを使用して連絡をしたほうがよいでしょう．

2 電子メールの使い方

　電子メールを作成するためには，相手の宛先，件名，本文を入力する必要があります．

Ａ　宛先

　メールを送る際に，宛先を間違って入力すると相手には届かなくなってしまいます．新しい宛先にメールを送る場合は，必ずメールアドレスに間違いがないかを確認してください．以下に入力ミスが起きやすい文字や記号を挙げていきます．

1　入力ミスが起きやすい文字や記号

① 英数字の半角と全角

　メールアドレスの文字はすべて半角で，全角は使いません．アルファベットや数字の半角と全角は文字の横幅や大きさも異なるため，一見すると入力ミスが起こりそうもありませんが，スマートフォンなどの小さい端末で入力するときや，使用しているフォントの種類によっては見分けがつきにくいものがあります．

　見た目ではアルファベットや数字が合っていてもメッセージが届かない場合は，一度半角と全角を確認しましょう．

全角の英数字

ＡＢＣＤＥＦＧＨＩＪＫＬＭＮＯＰＱＲＳＴＵＶＷＸＹＺ
ａｂｃｄｅｆｇｈｉｊｋｌｍｎｏｐｑｒｓｔｕｖｗｘｙｚ
０１２３４５６７８９

PART1 情報の基本

```
半角の英数字
  abcdefghijklmnopqrstuvwxyz
  ABCDEFGHIJKLMNOPQRSTUVWXYZ
  0123456789
```

② @（アットマーク）の半角・全角

　日本語入力で「アットマーク」と入力して変換すると，全角の＠が入力されることがあり，入力ミスが起きやすい文字です．変換して入力するときは，半角・全角の確認が必要です．

③ ピリオド「.」とカンマ「,」

　ピリオドとカンマは，キーボードではそれぞれの入力キーが近くにあるため，入力ミスが起きやすいキーです．また，スマートフォンなど小さい画面の端末で入力すると文字が小さく，半角と全角のどちらを入力したのかを確認しづらくなることがあり，ピリオドとカンマ，半角と全角をしっかりと区別して入力することが必要です．

④ アンダースコアやハイフン

　ハイフン（-）とアンダースコア（_）は，形は一緒で，配置の位置の違いしかないため，見分けにくく，入力ミスが起こりやすくなります．また，ハイフンとアンダースコアにも全角があり，半角で入力する必要があります．

2　メールアドレスの入力欄

　相手のメールアドレスを入力する項目には，「To（メールソフトによっては「宛先」）」，「Cc」，「Bcc」の3つの種類があり，それぞれ違う意味をもっているため，メールを送る目的によって使い分けます（**図3**）．

①「To」

　「To」には，メールの主要な対象者のメールアドレスを入力します．複数のメールアドレスを指定することができます．受信者のメールには，「To」「Cc」欄に入力されたメールアドレスが表示されます．

3　コミュニケーションと情報発信　057

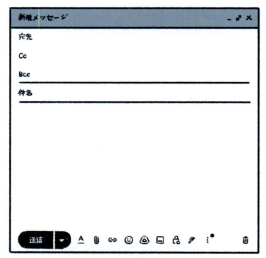
図3 メールアドレスの入力欄

②「Cc」

「Cc」は，Carbon Copy の略です．「Cc」に入力されたメールアドレスには，「To」に入力されたメールアドレスと同じようにメールが届きますが，「To」とは少し使用目的が違います．

「Cc」にメールアドレスを入力する場合は，主に確認や処理をする人ではなく，「メールの内容を念のため確認してほしい」「メールでやり取りをしていることを把握してほしい」など，メールを共有したい相手のメールアドレスを入力します．

「Cc」欄も複数のメールアドレスを入力することができます．また，受信者のメールには「To」「Cc」欄に入力されたメールアドレスが表示されます．

■ Cc の利用例

- 事務（学務課，教務課）に講義の欠席連絡をする．欠席をする科目担当教員にも事務にメールを送ったことを伝えたい場合
  To：事務職員のメールアドレス
  Cc：担当教員のメールアドレス

- グループワークの課題を提出先の教員にメールで提出する．提出したことをグループメンバーにも伝えたい場合

PART1　情報の基本

　　　　To：担当教員のメールアドレス
　　　　Cc：グループメンバーのメールアドレス

③ Bcc

　「Bcc」とは，Blind Carbon Copy（ブラインド カーボン コピー）の略です．「Bcc」欄にも複数のメールアドレスを入力できます．宛先「To」や「Cc」と同じように，「Bcc」に入力したメールアドレスにメールは届きますが，「Bcc」の受信者のメールには，ほかの「Bcc」に入力されたメールアドレスが表示されず，送信者と「To」「Cc」のメールアドレスのみ表示されます．

　「To」「Cc」の受信者には，「Bcc」に指定されたメールアドレスは表示されません．ただし，Bccの受信者がそのメールを「全員に返信」という機能を使って返信すると，「To」や「Cc」に設定されているメールアドレスにもメールが届いてしまいます．Bccのメールをそのまま返信しないようにしましょう．

BCCの利用例（図4）

・教員が試験の複数の不合格者に対して通知メールを送りたいが，メールを受け取った学生が自分以外に誰が不合格になったかをわからないようにしたい場合
　　To：自分のメールアドレス
　　Bcc：送信する全学生のメールアドレス

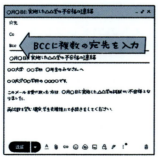 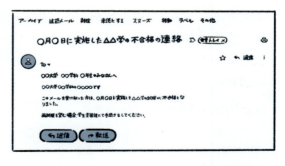

送信者のメールには，Bccに複数の宛先が入力されていたが，届いた相手には，Bccに入力された宛先は表示されていない

図4　Bccで送られたメールを受け取った画像（Toに指定がない場合）の入力欄

3　コミュニケーションと情報発信　●●●　059

メールを受け取った学生は不合格を知ることができますが，自分以外に誰に不合格メールが送られたかはわかりません．もしも Bcc ではなく「To」や「Cc」で送信すると，メールを受け取った全員が，送信先のメールアドレスを知ることができ，誰が不合格になったかを知られてしまいます．

受け取り側のメールアドレスの表示

解説したように，「To」や「Cc」で送られたメールの場合，受信者は同時に送信されたメールアドレス（「To」や「Cc」,「Bcc」に入力されたもの）を確認することができます．

「Bcc」で送られたメールでは，受信者には送信元と「To」「Cc」に指定されたメールアドレスだけが表示されます．

3　メーリングリスト

メーリングリストとは，特定のメールアドレス（メーリングリスト専用のアドレス）にメールを送信すると，事前に登録したメールアドレスに一斉にメールを送信できる機能です．

例えば，大学の全学生や学年全員など多くの人に対して同じ内容のメールを送る際に使用されます．このようにグループ全員に同じメールを送る機会が多い場合，メールリングリストを作成しておけば，全員分のメールアドレスを入力する手間を省くことができます．

ただし，メーリングリストに登録されていない人はメーリングリスト専用のアドレスを使用してメールを送信できないなど，送信する人を限定する設定がされていることもあります．また，メーリングリストを使用してメールを受け取った場合，送信元がメーリングリストのアドレスになって

COLUMN

「Cc」「Bcc」を使用するときの注意点

「To」欄にメールアドレスを入力しなくても，「Cc」「Bcc」にメールアドレスを指定していれば，メールを送ることができます．ただし，メインの宛先がないメールはあまり一般的ではありません．

「To」に指定すべきメールアドレスがない場合は，自分のメールアドレスを入力するとよいでしょう．

PART1　情報の基本

います．そのため，受け取ったメールをそのまま送信すると，登録されている全メールアドレスに送られることになります．

B　件名

メールには，件名を付けられます．件名は，メールを受信したときに表示されるため，メールの内容がわかるような件名をつけると，メール本文を確認しなくても内容をおおまかに把握することができます．

件名がなくてもメールを送信できますが（メールソフトによっては件名がないというメッセージが表示される），件名は必ず付けるようにしましょう．件名がないと，受け取った相手は，メール本文を読まなければどんな内容のメールか判断できません．

また，件名がないメールの場合，受信者が迷惑メールやウイルスメールかもしれないと判断し，本文を読む前に破棄してしまうこともあり得ます．

件名の例
- 大学の行事を欠席することを事務に連絡する場合
    件名：○月○日の大学行事の欠席連絡
    件名：本日の大学行事の欠席

- 講義内容に関する質問をする場合
    件名：「○○学（講義名）」に対する質問
    件名：本日の講義内容に対する質問

1　件名に付加される言葉

メールの件名には，「再送」「重要」「要返信」などの言葉が文頭に添えられていることがあります．それぞれ，メールがどのような意味をもっているのか，メールを受け取った相手にどのような対応をしてほしいかなど，メールの緊急度や重要度が示されています．このような件名の場合は，付加されている言葉によって適切な対応をする必要があります．

3　コミュニケーションと情報発信　061

①「再送」

　同じ内容のメールをすでに送っていて，改めて連絡をする場合に「再送」という言葉が使われます．

使用例

- イベントの開催案内をメールで送った後，開催直前に改めてメールで連絡する場合
  件名：（再送）イベント開催のご連絡

- メールを利用した調査を行う際に，調査の回答期限の終了日近くでメールを送る場合
  件名：（再送）メール調査へのご協力のお願い

②「重要」

　「重要」という言葉が件名にある場合は，その言葉のとおり，メールに重要な内容が含まれていることを示しています．メールの内容をきちんと確認して，必要時に返信する必要があります．

使用例

- 提出しなければいけない書類が未提出で，催促を行う場合
  件名：（重要）〇〇に関する書類の提出状況の連絡

③「要返信」

　メールに対して返事が必要な場合に追加されます．

使用例

- 出席確認をする場合
  件名：（要返信）〇月〇日の会議の出席確認

2　件名に自動的に追加される文字

　メールの件名の文頭に，自動的に文字が追加される場合があります．この文字は，メールの返信や転送をする際に追加されます．

①「Re：」

受信したメールに返信をすると，「Re：」と自動的に追加されます．さらに，返信メールの受信者が返信をすると，「Re：Re：」と重ねて追加されます．

表示例

- 「今日の講義について」という件名のメールに返信した場合
  件名：Re：今日の講義について
- このメールの受信者が返信をした場合
  件名：Re：Re：今日の講義について

②「Fw：」

受信したメールを転送した場合に追加されます．転送は，受信したメールをそのまま他者に送信する機能です．

表示例

- 件名「実習の予定」というメールを転送した場合
  件名：Fw：実習の予定

COLUMN

「Re：」や「Fw：」は消したほうがよい？

メールの件名に「Re：」や「Fw：」が付いたとしても，消す必要はありません．「Re：」を消してしまうと，受信したメールが送ったメールへの返信なのか，新しいメールなのかわからなくなってしまいます．また，「Fw：」を消すと，送り主のオリジナルのメールなのか，転送メールなのかがわかりません．

ただし，あまりにメールの返信が続くと件名が「Re：Re：Re：……」と「Re：」が続いてしまい，本来の件名を確認しにくくなってしまいます．「Re：」が長く続いている場合，件名が確認しやすいように，一部を削除したり，新しい件名をつけたりして返信するとよいでしょう．

c 本文

　相手に伝えたい詳細な内容は,「本文」に入力します.メール本文の長さは,送る内容や相手によって異なり,挨拶などの簡単なメッセージは数行で済むこともありますが,打ち合わせや会議,グループワークの進捗報告など,詳細な情報を伝える場合は数十行にわたることもあります.状況や相手のニーズに応じて,適切な長さでメール本文を作成することが大切です.

1　メール本文中に含まれる要素

　メールの本文には,メールを送った目的や目的に関する内容だけではなく,メッセージの性質に応じてさまざまな要素が含まれます.例えば,面識のない人にメールを送る場合は,自己紹介やメールを送った経緯を詳しく記載します.逆に親しい人へのメールであれば,挨拶などは不要かもしれません.

　以下に,一般的なメールの本文に含まれる要素を挙げていきます.

① 挨拶

　メールの冒頭に,相手に対する挨拶を入力します.必須ではありませんが,一般的なコミュニケーションやマナーとして挨拶は重要です.

　ただし,手紙のように,時候の挨拶,「拝啓」などの頭語は不要だとされています.

挨拶の例

- 比較的親しい関係性の相手に送る場合

  こんにちは.

- 日ごろお世話になっている相手に送る場合（ビジネスの場でよく使用されている）

  いつもお世話になっております.

- 初めて連絡する場合

  初めてご連絡いたします.

② 自己紹介

　初対面の相手や普段連絡を取っていない相手にメールを送る場合，受け取った人は，メールの送り主がどのような人なのかはわかりません．そのため，メールには簡単な自己紹介が含まれることがあります．

　自己紹介では，自分の氏名や所属する組織だけではなく，自分が相手にとってどんな関連性があるのか相手に伝わるように説明をすることもあります．例えば，学生が事務や教員に連絡をする場合，この自己紹介の部分に自分の所属する学部学科や学年，学籍番号，氏名などの情報を入力します．

自己紹介の例
- 自分の所属などを伝える場合
  ○○大学 ○○学部 ○○学科　○年　学籍番号△△△△△△△△ 氏名□□□□□□と申します．
- 相手との関連性を伝える場合
  先日の●●の会議に参加させていただいた○○と申します．

③ メールを送る目的

　メールの主な目的や要点を明確に示すことが重要です．相手に伝えたい内容や理由を簡潔かつ明確に説明します．

文章例
- 講義に対する質問をする場合
  先日，○○学の講義について質問があり，メールをいたしました．
- 面談を依頼する場合
  直接お話を伺いたいため，面談の予定を確認したく連絡いたしました．
- 会議などの日程を伝える場合
  次回の会議の日程をお伝えしたく連絡いたしました．

④ 具体的な情報・内容

　メールを送った目的に対する具体的な情報，内容を記載します．ここがメール本文の主要部分になります．

　必要に応じて，相手に依頼する行動を明確に記載します．例えば，送ったメールの返信がほしい，アンケートや調査に協力してほしい，添付ファ

イルを確認してほしいなどです．

⑤ 締め・結びの挨拶

　メールの最後に，相手への感謝の言葉などの簡単な挨拶を記します．特に決まった文章があるわけではありませんが，相手の立場を考えて文章を選択するとよいでしょう．

　例えば多忙な人に送るメールであれば，「お忙しいところ恐縮ですが，よろしくお願いいたします」など，相手に配慮した挨拶で結ぶようにします．

文章例

・ **使用されることが多い締め・結びの挨拶**

　今後ともよろしくお願いいたします．

　引き続きご指導ご鞭撻のほど，よろしくお願いいたします．

　ご指導いただきありがとうございました．

⑥ 署名

　メールの本文の最後に「署名」を入れることがあります．これは，前述したとおり，メールアドレスだけでは誰からのメールかわからないため，署名として送り主の名前や所属，連絡先などを記します．

　メールソフトによっては，署名を登録しておくことで，メールの作成時に署名が自動的に追加できる機能や複数の署名を登録できる機能があります．その場合，あらかじめ署名を登録しておくと便利です．

COLUMN

挨拶は難しい？

　メールの挨拶は，特に公式の場やビジネスにおいて，マナーとして重要視されることが少なくありません．実習先や就職を希望する医療機関に対しては，ビジネスマナーを学んだうえで，挨拶の文章を考慮する必要があります．

　インターネットには，挨拶に限らず，メールのマナーに関する情報が多く公開されています．こうした情報を参考にするのもよいでしょう．

PART1　情報の基本

署名の作成例
- 学生の場合
　　○○大学　○○学部　○○学科　　○年
　　学籍番号△△△△△△△　氏名□□□□□□
　　連絡先　メールアドレス

2　本文作成のポイント

　これまで解説した本文の要素は，メールを送った目的を明確に示すためにも，コミュニケーションを取るためにも重要です．ただ，前述の内容を意識するあまり，長文のメールになってしまっては，受け取った相手に負担をかけることになりかねません．メールを送る目的や相手によって，本文に含む要素を適切に組み合わせることが大切です．

D　添付ファイル

　メールには文章だけではなく，画像や動画，WordやExcelなどのファイルを添付することができます．ただし，メールには一度に送信できる容量に制限があり，その量はメールソフトやメールサービス，また契約しているプロバイダなどインターネット環境によって異なります（**表1**）．
　文字のみのファイルであれば容量は小さくてすみますが，画像や動画，PowerPointのファイルの一部には，容量が数百MBから数GBになるものもあります．メールに添付したファイルの容量がオーバーすると，メール自体が送れなくなってしまいます．また，送信できたとしても相手の環境

表1　メールサービスの容量制限の例（2024年7月現在）

Gmail	メール送信の容量制限は25MBまで．それ以上大きなファイルを送信すると，ファイルではなく，ファイルを保存したクラウドサービス（Googleドライブ）にアクセスするリンクが自動的に追加される．
Yahoo!メール	メール送信の容量制限は25MBまで．

3　コミュニケーションと情報発信　　067

によっては受信できない場合があります.

　メールにファイルを添付して送る場合，必ず添付ファイルの容量に問題がないかを確認しましょう.

E　メールをやり取りするときのマナー

　メールはいつでも相手に送ることができるため，とても便利な連絡手段ですが，メールを受信した際に，通知音が鳴ったりすることがあるなど，送る相手の状況を把握し迷惑にならないように配慮する必要があります.

1　送信時間・送信日に配慮する

　送る相手がメールを送られても迷惑にならない時間・日時かを確認してください.

① 自分が所属する教育機関の教職員や事務にメールを送る場合

　大学などの教職員は，多くの場合，朝に出勤し夕方には退勤するため，あまりにも朝の早い時間や夜遅い時間にメールを送っても確認できないことがあります.メールを個人のスマートフォンなどに転送する設定をしている場合は，メールを着信するたびに着信音が鳴るなど，相手に迷惑をかけることになります.

　教員にメールを送る時間帯は，開校日の日中が適していますが，教育機関によっては，教員が対応する時間が決まっている場合もありますので，確認しておきます.事務にメールを送る際には，事務室が開いている時間にしましょう.

2　本文に送信者の情報を入れる

　メールの受信者には，送り主のメールアドレスが表示されますが，それだけでは誰からのメールなのかわかりません.そのため，教職員に送る場合にはメールの本文に必ず自分の所属や学年，学籍番号，名前を入れるなど，送る相手に合わせてメールの本文に自身の情報を入れるようにします.

PART1　情報の基本

3　本文の内容は簡潔に

　メール本文の文字数には，2,000 文字や 4,000 文字などの上限がある場合がありますが，制限の有無にかかわらず，長い本文は読むだけで時間をとられ，受信者に負担をかけることになります．メール本文は，何を伝えたいかを明確に簡潔にわかるように作成しましょう．

①メールの記載例
　学生が送ることが多いと推定されるメールの例を示します．参考にしてください．
- 教員に対して講義の欠席することを連絡したい場合

```
宛先 To：教員のメールアドレス

件名：○月○日1限目の○○学の欠席のご連絡

[本文]

こんにちは．
私は，○○学部 ○○学科　○年
学籍番号△△△△△△ 氏名□□□□と申します．

○月○日　1限目の講義を欠席するため
メールをいたしました．
欠席した講義でレポート等の課題がありましたら，
教えていただきたく存じます．

よろしくお願いします．
─────────────────────
○○大学　○○学部 ○○学科　○年
学籍番号△△△△△△△△ 氏名□□□□□□
連絡先 メールアドレス
```

3　コミュニケーションと情報発信　069

・ 教員に質問をしたい場合

宛先 To：教員のメールアドレス

件名：〇月〇日1限目の〇〇学のレポート提出に関する質問

[本文]

こんにちは．
私は，〇〇学部 〇〇学科　〇年
学籍番号△△△△△△ 氏名□□□□と申します．
〇月〇日　1限目のレポート課題の提出に関して
質問がありましたので，メールをいたしました．
レポートの提出についてですが，
オンライン上で提出とのことでしたが，
Word ファイルのまま提出したほうがよいでしょうか．
または，PDF 形式に変換したものを
提出したほうがよいでしょうか．

以上です．

お忙しいところ申し訳ございませんが，
お返事をいただけると幸いです．
よろしくお願いいたします．

〇〇大学　〇〇学部 〇〇学科　〇年
学籍番号△△△△△△△△ 氏名□□□□□□
連絡先 メールアドレス

PART1　情報の基本

- グループワークの活動場所を事務に確認するとともに，グループメンバーにも事務に確認していることを知ってほしい場合

宛先 To：事務のメールアドレス

宛先 Cc：グループメンバーのメールアドレス

件名：○月○日に使用できるグループワークで使用できる教室について

[本文]

　　○○大学　○○学科　学生支援課　担当者様

　　私は，○○学部 ○○学科　○年
　　学籍番号△△△△△△ 氏名□□□□と申します．
　　○月○日にグループワークをしたいと計画しておりますが，
　　グループワークで使用できる部屋はございますか．
　　5〜6名が使用できる部屋の広さで，
　　可能であればホワイトボードを使用したいと考えております．
　　使用できる部屋がありましたら，
　　氏名□□□□；メールアドレス：XXXXX@YYYYY.ac.jp まで
　　連絡をいただければと思います．
　　また，使用に必要な書類・届出がありましたら，
　　併せてご連絡いただきたく存じます．

　　お忙しいところ申し訳ございません．
　　よろしくお願いいたします．

　　―――――――――――――――――
　　○○大学 ○○学部 ○○学科　○年
　　学籍番号△△△△△△△△ 氏名□□□□□□
　　連絡先 メールアドレス

3　コミュニケーションと情報発信　071

3 メッセージアプリやチャットの特徴

メール以外にも相手にメッセージを送る方法はあります．代表的なものに『LINE』などのメッセージアプリ，『Skype』『Slack』などのチャットがあります．

主に短文でのやり取りにより，リアルタイムでのコミュニケーションが可能で，1対1の会話から複数人での会話ができます．メッセージアプリとチャットの違いは，チャットはやり取りを行うメンバーがインターネットに接続されていることを前提に，同じタイミングで会話するのに対して，メッセージアプリは相手の接続状態に関係なく，メッセージを送るという違いがあります．しかし，インターネットの常時接続環境が普及した現在では，メッセージアプリとチャットの明確な区別は難しくなっています．

A メッセージアプリやチャットの利点

メッセージアプリとチャットには，メールにはない利点があります．

① 相手がメッセージを読んでいるかを把握できる

多くのメッセージアプリやチャットには，「既読」など相手が送ったメッセージを読んだかを確認できる表示がされます．そのため，メッセージが相手に確実に届いているか，まだ相手が送信したメッセージを読んでいないのかを確認できます．

② 絵文字やステッカーを送ることができる

文字だけではなく，メッセージアプリやチャットで用意されている，スタンプやステッカーといった画像や動きのある絵文字などを送ることができます．

PART1　情報の基本

③ メッセージの取り消しが可能

　一部のメッセージアプリでは，メッセージを送った後であっても，送信したメッセージを削除することができます．ただし，削除するタイミングによってはすでに相手がメッセージを読んでいる可能性があります．

④ 音声やビデオ通話が可能

　一部のメッセージアプリでは，音声やビデオによる通話が可能なものもあります．

B　メッセージアプリやチャットの欠点

　利点と同様に，メッセージアプリやチャットには欠点もあります．

① 同じメッセージアプリやチャットの利用が必要

　相手が同じメッセージアプリやチャットを利用していない場合は，やり取りができません．そのため，相手が同じメッセージアプリやチャットを利用しているか，確認する必要があります．

② 長文が読みにくい

　メッセージアプリやチャットは，会話をするように相手とやり取りができます．そのため，アプリによっては，相手の送信したメッセージと自分の送信したメッセージが同じ画面に表示されるため，長い文章を送ると前後の文章を確認するためにスクロールの操作が煩雑になるなど，読みにくくなることもあります．

COLUMN

年代や流行，国により使用しているアプリが異なる

　例えば，『LINE』は広く普及しているメッセージアプリですが，その利用率は，『Twitter』や『Instagram』などと比較して全世代において利用率は高いものの，年代が上がるごとに利用率は低下しています[1]．

　海外において，アメリカでは『WhatsAPP』『Snapchat』，中国では『WeChat』，韓国では『KakaoTalk』のシェアが高く，そのため，海外の友人や知人に連絡を取る際に LINE が使用できないこともあります．

3　コミュニケーションと情報発信　073

c メールとチャットの使い分け

　教育機関によっては，チャットを連絡手段として導入していることがあり，どちらを使ったほうがよいのか迷う場合があります．メールとチャットの違いを把握して使い分けることが必要です（**表2**）．例えば，教員や事務への連絡，面識が無い人に対して連絡を取る場合は，最初はメールを使用して連絡を取るとよいでしょう．

　教員の場合，メールアドレスをホームページや担当科目のシラバスに公表していることもあるため，そのメールアドレスから連絡を取ることもできます．

　学生同士や部活・サークルのメンバー同士のやり取りであれば，チャットを使用したほうがコミュニケーションを取りやすいですし，ある程度関係性ができている教員に連絡をする場合であれば，チャットを使用してもよいでしょう．

表2　メールとチャットの違い

	メール	チャット
メッセージの やり取りに 必要なもの	送信者は，相手のメールアドレスがあればメールを送信できる	やり取りする相手と同じアプリが必要
メッセージの内容	件名や本文中に挨拶などを入れたりする必要があり，マナーや形式が重視される	挨拶文などが不要で，気軽に送信できる
既読の表示	相手がメールを開いているかを確認することができない	アプリにより，メッセージを受け取った相手がメッセージを閲覧した場合に「既読」と表示される機能がある
メッセージを送信した後の編集や削除	不可 一度送信したメールは，取り消すことができない	可能 アプリにより，送信した後であってもメッセージの編集，メッセージの削除ができる機能がある

参考文献
1)　モバイル社会研究所：モバイル社会白書　2022年版.
　　（https://www.moba-ken.jp/whitepaper/wp22.html）

PART1 情報の基本

4 情報発信

　情報発信では，以前は雑誌や書籍などの紙媒体，ラジオやテレビなどのメディアを介する必要がありました．特に，動画や画像・音声などの情報を発信する場合はラジオやテレビなどのように大掛かりな配信設備や専用の電波回線が必要でした．そのため，個人で情報を手軽に配信することはできませんでした．

　しかし近年，インターネットやスマートフォンが普及し，世界中の人々に文字情報だけではなく，画像や動画なども配信できるようになりました．そのため，多くの人が情報を配信したり，配信された情報を楽しんだりことができます．しかし，個人による配信のため，配信内容が不適切なものであったとしても，多くの人が閲覧できてしまうという危険性もあり，情報を配信する際には注意が必要です．

A　ソーシャルメディア・SNS

　インターネットを利用して誰でも手軽に情報を発信し，相互のやり取りができるサービスをソーシャルメディアといいます．

　ソーシャルメディアにはさまざまな種類のものがあり，代表的なのは『X（旧：twitter）』や『Facebook』『Instagram』『TikTok』などのソーシャルネットワーキングサービス（social networking service：SNS）です．「メッセージアプリ」の項でメッセージアプリとして紹介した『LINE』もSNSに含まれます．

　SNSでは，利用者が情報を発信でき，同じサービスの利用者同士で，その情報を共有することができます．発信できる情報は，文字の情報だけではなく，画像や音声，動画などがあります．また，画像や動画を投稿するだけではなく，カメラやスマートフォンで撮影している動画をリアルタイ

ムでライブ配信することも可能です．SNS は，個人の利用だけではなく，企業が広告を出すなどマーケティングとして広く利用されています．

　SNS の利用者数は年々増加傾向を示しており，2022 年では，1 億人以上が利用していると報告されています[1]．

　それぞれの SNS サービスにより特徴が異なるため，その特徴に合わせて情報を発信する必要があります．

B SNS の種類

1 X（旧：Twitter） https://x.com

　X（エックス）は，アメリカの X 社が運営する SNS です．個人が日常の出来事を発信できるだけではなく，企業広告などを投稿できるサービスです．

　特徴は，誰もが一言からでも気軽に投稿できるという点です．以前は一度に投稿できる文字数が 140 文字と制限がありましたが，最近では，文字数の制限が緩和されるなど，サービスの内容も変化しています．

　個人による投稿では，「おはよう」などの挨拶や「疲れた」などの日常会話のように短い文章，特定の話題について詳しく記載した内容を投稿するなど，用途によってさまざまな投稿がされています．

　お互いが承認し合う必要はなく，興味のあるユーザーをフォローすることが可能です．また，自分の趣味や興味のあるテーマでユーザー同士がつながるため，まったく知らない人とも交流することもできます．

2 Facebook https://www.facebook.com

　Facebook（フェイスブック）は，アメリカの Meta が運営する SNS です．基本的に実名で利用することが多いのが特徴です．そのため，友人・知人間での連絡・コミュニケーション手段として利用されています．また，グループ機能で，特定のテーマ（趣味や部活など）でグループを作成し，コミュニケーションを取ることができます．

　日本国内のユーザー数は比較的少なめですが，海外でのユーザー数が多く，世界的に普及している SNS です．

PART1　情報の基本

3　Instagram　https://www.instagram.com

　Instagram（インスタグラム）は，Facebook と同様に，Meta が運営する SNS です．X や Facebook と違い，文字情報だけでの投稿ではなく，画像や動画を含んだ投稿が中心で比較的若い年代で普及していることが特徴です．

4　Tiktok　https://www.tiktok.com

　Tiktok（ティクトック）は，中国の ByteDance が運営する SNS で，比較的若い年代で普及しています．特徴は，短い縦長の動画の投稿が中心のためスマートフォンで閲覧しやすく，簡単に動画を作成・投稿しやすいことです．

C　SNS の特徴

　SNS にはサービスによってさまざまな違いがありますが，各サービスに共通した特徴があります．

1　匿名性

　SNS を利用するためにはアカウントの作成が必要です．SNS によっては，実名で登録することを前提とするサービスもありますが，匿名でアカウントを作成できるサービスがあります．つまり，誰が作ったかわからない状態で発信されている情報があるという点に注意が必要です．
　また，他者になりすますことができ，有名人のなりすましによる詐欺被害など，近年，社会的問題になっています．

2　世界中に情報が発信できる

　SNS で投稿した内容は世界中のユーザーが閲覧することができるため，自分の投稿を世界中に広めることができます．

3　コミュニケーションと情報発信　077

3　世界中のユーザーの発信を確認できる

　世界中に発信できるとともに，世界中のユーザーが発信した投稿を閲覧することができます．

D　SNS への投稿の注意点

1　投稿の意図しない拡散

　SNS では，文字情報に加え，画像や動画を投稿する機会も多くあります．友人同士で見るために画像や動画を投稿したとしても，その画像や動画を閲覧した友人が別の SNS で発信していくことで，全世界に拡散されてしまうことがあります．

　また，短時間で投稿した動画が消える SNS であっても，閲覧したユーザーが投稿画面を録画，保存している可能性があります．その場合，投稿者自身が意図しない形で世間に広まってしまうリスクがあります．

2　個人の特定

　匿名で利用されている SNS であっても，投稿された情報から個人情報が特定されたり，プライベートな情報が広まったりする可能性もあります．

　SNS に投稿されている一つひとつの情報からは，その個人がどこに住んでいるかなどの情報はわかりませんが，投稿された複数の写真や情報を組み合わせ，個人情報を特定する方法があり，これをモザイクアプローチといいます．写真の中に写っているマンホールや電柱の番号，風景，特徴的な建物などの情報を集めることで，投稿者の個人情報が特定されてしまいます．

　例えば，雨が降った後に空に現れた綺麗な虹を写真に撮り，SNS に投稿したとします（**図5**）．その投稿を悪意のあるユーザーが見た場合，投稿された時間に雨が降っていた地域を確認することで，投稿者がどのあたりに住んでいるかを知ることができます．また，虹と一緒に写っている建物や風景の特徴から投稿者の所在地を推測できてしまいます．

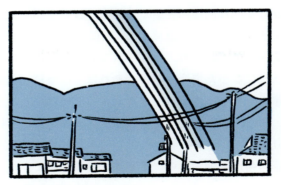

図5 投稿写真の例
1枚の風景写真だけでも住んでいるところが推定されてしまう

　実際に，SNSに投稿した自撮り写真に写った背景，瞳に写り込んでいた景色から，投稿者の最寄駅と自宅が特定され，待ち伏せをされる事件も発生しています．

3　行動や予定が知られる危険性

　SNSでは日常の出来事を投稿しますが，その投稿により自分の予定を他者に知らせてしまう可能性があります．例えば，一人暮らしの学生が「実家に帰る」，「旅行に行く」などの投稿をすると，しばらくは不在であることが推測できることから，空き巣の被害に遭うといったリスクが考えられます．

4　SNSで拡散された情報の訂正は困難

　もしSNSで不適切な投稿をして拡散された場合，情報の訂正は困難となります．SNSサービスによっては，投稿が自動的に消える機能もありますが，投稿内容が他者に保存されて他のSNSに再投稿される可能性があります．

　友人やクラスメイトだけが参加するコミュニティであっても，不適切と感じられた投稿が保存され，第三者に通報されることもあり得ます．気づいたときに，投稿やアカウントを削除しても拡散は止められないことがほとんどです．

もし，投稿が社会的な問題に発展した場合，投稿者がコントロールすることは不可能です．また過去の投稿から，投稿者の氏名や住所，電話番号，通学先，友人関係まで追跡され，公開されてしまう可能性もあります．

このような状況になった場合，学生であれば学業継続が困難になり，アルバイトや仕事をしている場合は，退職せざるを得ないということにもなりかねません．また，投稿者だけに留まらず，周囲の関係者にも影響を及ぼすことになります．

例えば，看護学生が臨地実習中に不適切な投稿をして，社会的に問題があったと判断された場合，病院は患者保護の観点から不適切な投稿を行なった学生の実習を中止するだけではなく，その学生が所属している教育機関からの実習を中断することも考えられます．また，教育機関では，投稿がされた経緯の説明や謝罪をするための記者会見を開く必要があるかもしれません．

さらに不適切な投稿は，世間の注目を浴びていない場合であっても，就職活動に影響を及ぼす可能性があります．近年，SNS は個人のプライベートな情報を発信する手段として広範に普及しているため，就職希望者のSNS を検索する企業もあるようです．企業は就職希望者の SNS の投稿から，学生時代にどのような活動をしていたか，どのような情報を発信していたかなど面接や試験などでは把握しきれない情報を収集できます．もし，企業からみて不適切な投稿があった場合，倫理的な視点から，就職希望者の採用を取りやめることも考えられます．このように，将来の職業生活に影響を及ぼす可能性があるため，SNS の投稿は慎重を期す必要があります．

5　医療従事者・医療系学生の SNS トラブル

最後に，実例をもとに医療従事者や医療系学生の SNS で起きたトラブルを紹介します．

① 看護学生が臓器の写真を SNS にアップロード

看護学生が，校内で撮影したとみられる患者の臓器の摘出写真と不謹慎な文章を X に投稿し，インターネット上で非難や批判が殺到する，いわゆる炎上状態になりました．炎上後，学生はアカウントを削除したものの，

PART1　情報の基本

　すでに投稿は他者に保存されインターネット上で閲覧できる状態となってしまい，学生の個人情報（個人名やアルバイト先や学校名）も特定され，公開されてしまいました．

　学生が通っていた学校は，ホームページ上に謝罪文を掲載し，投稿した学生は退学しました．

② LINE での電子カルテ画像の送信

　看護師が新型コロナウイルス感染症患者の電子カルテをスマートフォンで写真撮影し，写真を親族や同僚に LINE で送信しました．その後，看護師が撮影した画像がネットに流出していることが発覚しました．流出した画像には，症状や移動経路，生活する自治体名が記された書類が写っていました．流出の確認後，看護師が勤務する病院が謝罪会見を開きました．

参考文献
1)　総務省：情報通信白書令和 5 年版.
　　（https://www.soumu.go.jp/johotsusintokei/whitepaper/ja/r05/html/nd247100.html）

3　コミュニケーションと情報発信

4 実習（臨床現場）で気をつけるポイント

Q1 個人情報保護に関する誓約書ってなぜ必要なの？

 個人情報保護に関する誓約書は，大切な情報を守るためのルールを約束する文書です．

電子カルテや医療機関のさまざまな文書には，患者の氏名や住所，電話番号などが入力されています．これらの情報は「個人情報」と呼ばれ，他者に知られてはならない情報です．そのため医療機関は患者の個人情報を適切に守ることを求め，そのルールを誓約書にまとめています．

> **POINT**
>
> 誓約書に署名や捺印をすることで，以下のことを約束することになります．
>
> **情報を守る**：誓約書では，個人情報（患者の情報など）を無断で他者に教えないことを約束します．
>
> **正しく使う**：個人情報は正しい目的で使うことが大切です．例えば，患者の疾患名や検査データを勝手に他者に教えるのは良くないことであり，正しい使い方ではありません．誓約書は，情報の適切な使い方を学ぶ機会でもあります．
>
> **安全に保管**：誓約書には，個人情報を守る方法も記されています．情報が他者に漏れたり盗まれたりしないよう，情報を守るためのコツを知ることができます．
>
> **責任をもつ**：誓約書を提出することで，個人情報を守る責任を受け入れることになります．もし誤って情報を漏らしたり使い方を誤ったりした場合，その責任を負うことが求められます．

PART1 情報の基本

> **信頼を築く**：誓約書は，組織からの信頼を築くためにも重要です．個人情報を守る姿勢を示すことで，信頼を得やすくなります．

　個人情報保護に関する誓約書は，個人情報の大切さを理解し，その適切な取り扱い方を学ぶための文書です．自分の情報も他者の情報も守るために，誓約書の意味を真剣に考えて実行することが大切です．

Q2 受け持ち患者に関する相談がしたいときは？

A 臨地実習においては，受け持ち患者のプライバシーを厳守し倫理原則を守ることが求められます．受け持ち患者に関する相談相手は，臨地実習指導者が原則ですが，主治医や看護師など患者の情報を十分に理解している医療者に行いましょう．自分の家族や友人など院外の人や，院内であっても受け持ち患者に無関係な他者に，患者の情報を話したり相談したりしてはいけません．

> **POINT**
>
> 　受け持ち患者に関する相談を行う際には，倫理的な観点と情報リテラシーを考慮することが不可欠です．
>
> **プライバシーと患者の権利尊重**：医療従事者間の相談でも，患者のプライバシーと権利を尊重します．情報共有する際は，適切な場所や状況で行い，他の患者やスタッフに聞かれないように配慮し，患者の情報を守りましょう．
>
> **患者情報の最小化**：患者の情報は，相談に必要な最小限の範囲に留め，

4　実習（臨床現場）で気をつけるポイント　083

余分な情報を話すのは避けます．患者の権利を保護するために，具体的な診療情報は必要最小限に限定します．

相談の目的と必要性の明示：相談の際には，その目的と必要性を明示します．患者のケアに関連がある場合や専門的な助言が必要な場合にのみ情報を共有し，他の医療従事者が理解しやすいように説明します．

明確かつ的確なコミュニケーション：医療従事者同士の相談においても，明確で的確なコミュニケーションが求められます．情報を共有する際には誤解を招く表現を避け，適切な情報が伝わるように心がけます．

情報セキュリティの確保：医療従事者間の情報共有においても，情報セキュリティを確保します．安全な手段を用いて情報を伝え，患者のデータが不正アクセスから守られるように注意します．また，相談に関連する文書や記録は適切な形で管理し，患者情報の漏洩を防ぐための措置を講じます．

Q3 受け持ち患者との適切な関係って？

A 受け持ち患者との適切な関係として重要なのは，私的な関係にならないことです．患者との信頼関係を構築するためにコミュニケーションをとることは重要ですが，私的な内容を伝えることによって，後々，トラブルにつながるケースもあります．患者の個人情報を守ることも大切ですが，学生自身の個人情報を守ることも大切です．

学生という立場で実習に臨んでいますが，患者から見れば学生も看護師の一人です．そのため，看護師としての自覚をもち，患者と接することが

PART1 情報の基本

重要です．患者との関係に困ることがあれば，教員や臨地実習指導者，病棟の看護師にすぐに相談しましょう．

実習先で想定される状況とその対策について

①患者に電話番号や住所などを聞かれたら？

個人情報のため伝えることが難しいことを患者に伝えます．その場から離れることが難しい場合は，実習先の医療機関・所属している学校の電話番号や住所などを伝えて退出しましょう．また，そのようなことがあったことを教員や臨地実習指導者に伝えるようにします．

②患者から贈り物などをもらったら？

学生であるため，贈り物を受け取るのは難しいことを伝えます．断ることが難しい場合は，教員や臨地実習指導者に相談しましょう．また，受け取らなかった場合でも教員や臨地実習指導者に伝えるようにします．

③写真などを撮られそうになったら？

個人情報のため，写真などを撮られることは難しいことを伝えます．断ることが難しい場合は，教員や臨地実習指導者に相談しましょう．

"自分自身が被害者にならない！ 患者が加害者にならない！"ように，適切な関係を考えて行動することが大切です．

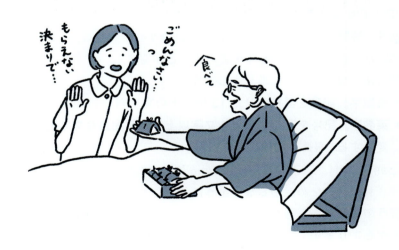

4 実習（臨床現場）で気をつけるポイント ･･･ 085

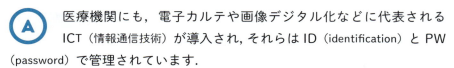

A 医療機関にも，電子カルテや画像デジタル化などに代表されるICT（情報通信技術）が導入され，それらはID（identification）とPW（password）で管理されています．

IDは，日本語では「身分証明」「識別番号」と訳される言葉です．PWは，利用者（ユーザー）が正当な権限をもつかどうかを確認するために用いられる，確認用の文字列のことで「暗証番号」や「秘密の言葉」を指します．ID・PWにより電子カルテにアクセスし，個人の病歴や治療・検査履歴などの医療情報が共有，閲覧できるようになります．

臨地実習で学生用のIDとPWが発行された場合は，以下の点に注意して管理しましょう．

ID・PWの管理上の注意点

① IDとPWは他者に知られないようにしましょう

② 他者に解読されないようなPWを作りましょう

PWの作成では以下の要件を満たすことが望ましいですが，実習施設の管理方法や設定ルールに準じましょう．

- 英数字，記号を混在させた13桁以上の文字列
- 英数字，記号を混在させた8文字以上の推定困難な文字列を定期的に変更する（最長2ヵ月以内）

「password」，「123456」，「123456789」はよく使われるPWであり，解読されやすいため使用しないようにしましょう．また，単語や固有名詞を使うのではなく，あくまでもランダムな文字列を使用することにより安全性が高まります．

PART1 情報の基本

③ ID・PW を忘れないようにしましょう

安全性を重視するために，PW が複雑な英数字，記号の配列になることや定期的な PW の変更により PW がわからなくなってしまうことがあります．ほとんどの電子カルテでは ID と PW の入力間違いに制限が設けられています．誤入力を繰り返すと，ID と PW は使用できなくなります．ID と PW の再設定には手続きが必要となるため注意しましょう．

Q5 診療情報の取得の限定はなぜ必要なの？

A 「診療情報」とは，診療の過程で，患者の身体状況，病状，治療等について，医療従事者が知り得た情報をいいます．学生は患者の同意を得たうえで，必要なケアを提供することを前提として，下記のような診療情報を得ることができます．そのため，受け持ち患者以外の診療情報を本人の同意を得ることなく，正当な理由なく閲覧し，情報を取得することは原則として「個人情報保護法」（正式名称「個人情報の保護に関する法律」）に違反することになります．

また，学生が学習で作成する実習記録に含まれる情報は，患者のデータ，患者と学生との間で起こった現象が記載されるため，医療記録・看護記録の内容と同じか近いものになることから，取り扱いには十分な配慮が必要です．

学生であっても患者の同意を得ずに，患者以外の者に対して診療情報の提供を行うことは守秘義務に反します．受け持ち以外の患者や受け持ち患者であっても，実習に関係しない診療情報の取得は絶対にしてはいけません．

具体的な診療情報

①診療録（カルテ）に書かれているもの

症状，病歴，経過，診断名，検査結果，他の医療機関からの紹介状など

②検体・試料

血液，尿，組織（皮膚，粘膜などの身体の一部分を採取したもの）など

③臨床検査データ

検体・試料をもとに検査を行って得られるデータ，心電図，脳波，心理検査のデータなど

④画像

臨床写真，エックス線写真，CT（コンピュータ断層撮影），MRI（磁気共鳴画像検査），内視鏡や超音波検査で撮影された写真（電子媒体やフィルム）など

⑤動画等

診察や検査，処置，手術などの診療の過程で撮影された動画など

Q6 なりすまし閲覧とは何ですか？

A 「なりすまし」とは，他者の名を語って自分以外の人物のふりをすることです．電子カルテにおいて，他者の ID と PW で利用することを「なりすまし閲覧」といいます．

電子カルテには個人情報が多く含まれるため，閲覧に必要な ID と PW の管理は厳重に行い，他者に知られることのないように注意する必要があります．いかなる理由があったとしても，自分の ID と PW を他者に教えたり，他者の ID と PW を取得したりすることは絶対に行ってはいけません．

自分の ID と PW を知られることで，電子カルテにログイン，サインインされ，個人情報などのデータの悪用につながる可能性があります．また，

PART1　情報の基本

他者のIDとPWで電子カルテを利用した場合も不正ログイン，不正サインインとなり，個人情報保護法違反となる可能性があります．

　臨床現場では，多くの医療従事者が電子カルテを利用します．そのため，電子カルテの利用が終了したら，必ずログアウト，サインアウトを行いましょう．ログアウト，サインアウトを行わないことで，電子カルテの悪用や意図しないなりすまし閲覧につながる可能性があります．また，他者のIDとPWでログイン，サインインされたまま電子カルテを利用することも，なりすまし閲覧になるので注意しましょう．

　電子カルテのほとんどは個人のID・PWでログイン，サインインすることで，誰が，いつ，どのパソコンで何を閲覧したかなどの閲覧履歴が残ります．"なりすまし閲覧はしない，されない"ように注意しましょう．

Q7 メモに書いてよい内容・書いてはいけない内容は？

A　臨地実習では，患者を観察した内容やカルテ記録など，さまざまな内容をメモする機会があり，実習記録より多くの情報を記載する場合もあります．実習中に適切にメモをとることは，臨地実習を効果的に進めるために重要です．

　一方で，実習で取得する情報はすべて守秘義務のある個人情報となります．学習上の必要によりやむを得ず記載していることを理解したうえで，メモをとるのは必要最低限の情報とし，書いてもよい内容と書いてはいけない内容を見極めましょう．

4　実習（臨床現場）で気をつけるポイント　　089

メモに書いてよい内容

① 患者の状態や医療方針に関する情報

患者の状態を把握し，適切な医療を提供するために必要な情報は，メモに書いても問題ありません．具体例をみてみましょう．

- 観察結果や症状に関する情報
- 病歴や既往歴，アレルギーなどの情報
- 治療や処置，使用薬剤などの情報
- ケアに関する情報
- 専門職や臨地実習指導者から提供される情報

② 自身の気づきや考え，他者の助言

自身の知識や技術，医療従事者としての態度を向上させるために役立つ情報です．実習中にメモしておくことで振り返りやすくなり，医療従事者としての成長につながります．具体例をみてみましょう．

- 医療に対する自分の考え
- 臨地実習指導者，教員，仲間のアドバイス
- カンファレンスで得た情報

メモに書いてはいけない内容

患者の個人識別情報は，プライバシーを侵害したりトラブルを招く原因となったりするため，メモに書いてはいけません．具体的には，以下のようなものがあります．

- 患者や患者家族の氏名，年齢，生年月日，住所，電話番号など
- 患者の家族構成や職業などのプライバシーに関する情報
- 専門職や臨地実習指導者の氏名
- 他者に対する批判や愚痴

これらの情報をメモする場合は，匿名化を徹底する必要があります．匿名化の方法は，p.93 を参考にしましょう．

PART1　情報の基本

Q8 メモ帳を持ち運ぶときの注意点は？

A　メモ帳は，ポケットやカバンに入れて持ち歩くことができ，必要なときにさっと取り出して使えるため大変便利ですが，紛失や置き忘れの危険性があります．例えば，病室やスタッフステーション，更衣室のロッカーの上，図書館などに置き忘れた，駅で落としたなどの事例があります．

メモ帳が他者の目に触れることで，個人情報の漏洩やプライバシーの侵害につながる可能性があるため，置き忘れたり落としたりしないように注意しましょう．

メモ帳を持ち運ぶときの工夫

①コイルストラップの活用
穴を開けたメモ帳とユニフォームのベルトなどをコイルストラップでつなげ，ユニフォームのポケットに収めるようにすると，落とすのを防ぐことができます．

②ファスナー付きのカバンの使用
施設の外へ持ち出す場合は，ファスナーなどが付いているカバンにしまいましょう．移動中は，メモ帳を開かないようにします．

③ノートタイプのメモ帳の選択
ミシン目やリングタイプのメモ帳は簡単にページを切り離せるため，ノートタイプのものを選び，ページを切り離さないようにしましょう．

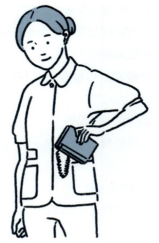

4　実習（臨床現場）で気をつけるポイント　　091

④立ち去る前に確認

　時間がなく慌てているときや，ほっとしたときは，忘れ物や落とし物が発生しやすくなります．病室，スタッフステーション，図書館，ロッカーなど，その場を離れる前にメモ帳を置き忘れていないか確認しましょう．

Q9 実習記録を持ち運ぶときの注意点は?

　A　個人情報保護の遵守として，患者の個人情報を施設の外へ持ち出すことはできません．ただし，実習記録やメモ帳などは，学習上必要な場合，やむを得ず情報を施設外に持ち出すことがあります．実習記録の紛失・散逸は個人情報の漏洩，プライバシーの侵害につながるため，徹底的に管理しましょう．

実習記録の管理方法

①実習記録のファイリング
　実習記録は，必ずファイリングし，用紙の紛失や散逸を防止しましょう．
②表紙の利用
　実習記録には表紙を付け，記録内容が他者の目に触れないようにしましょう．
③カバンへの収納
　実習記録を持ち運ぶ際は，カバンに必ず入れて紛失や盗難に注意しましょう．
④カバンの選定
　学校の規定に合わせ，控えめで目立たないデザインのカバンを使用しましょう．

PART1　情報の基本

⑤施設への置き忘れ防止
　実習施設や学校への出入りの際は，実習記録の置き忘れがないように確認しましょう．

⑥席を立つときの確認
　席を立つときは，実習記録を規定の保管場所に置きましょう．

⑦置き忘れや盗難に対する注意
　実習記録は鍵のかかる引き出しやロッカーなどに保管し，置き忘れや盗難に遭わないように十分注意しましょう．

Q10　実習記録の書き方は？（デジタル含む）

A　実習記録は，患者の状態や医療方針に関する情報が多く記載されます．これらはいずれも，学習上必要な情報である一方，患者の立場に立つと私生活に関わる事実で公開されたくない情報です．個人識別に関わるリスクとして，①個人が特定されるリスク，②データが他の情報と組み合わされるリスク，③本人へアプローチされるリスクがあります．

　そこで，個人情報保護法上の義務を遵守し，個人情報の匿名加工を行う必要があります（表1）．匿名加工とは，「当該個人情報から，当該情報に含まれる氏名，生年月日その他の記述により特定の個人を識別する情報を取り除くことで，特定の個人を識別できないようにすること」[1]をいいます．個人情報による想定されるリスクを理解し，望ましい加工をする，もしくは転記しないようにしましょう．

　ただし，実習記録では個人属性を匿名化しても，記号化されていない情報もあり，他の情報と組み合わせると個人を特定できる可能性があります．匿名化はあくまで一部で，絶対的な安全性が保たれるものではありません．個人情報を慎重に管理し，漏洩を防ぐように努めましょう．

4　実習（臨床現場）で気をつけるポイント　●●●　093

表1　個人属性情報のリスクと匿名加工方法

個人属性項目	リスク	匿名加工方法
氏名	個人が特定される	個人名は記載しない．個人名とは関係ない「A氏」「B氏」「C氏」など意味のないアルファベットなど記号で記す．イニシャルや脱字の組み合わせ（例：山田花子→HY，○田○子）を避ける
生年月日	性別や住所などの組み合わせにより，個人の特定につながる	記載しない
年齢	性別や住所などの組み合わせにより，個人の特定につながる	年代に置き換える 54歳→50歳代前半
性別	郵便番号や住所，生年月日などとの組み合わせにより，個人の特定につながる	記号化する 例：男性→□ 　　女性→○
カルテID，マイナンバー	個人識別符号（p.5参照）により，個人を特定できる	記載しない
郵便番号・住所	本人へアプローチできる 生年月日，性別との組合せにより，個人の特定につながる	記載しない
施設名，病棟	日付や年齢などの組み合わせにより，個人の特定につながる	記載しない
入院日，検査日，手術日	施設名，病棟名などの組み合わせにより，個人の特定につながる	年か日のいずれかを記号に置き換え，必要最低限の数字のみ記載する 記載例 X年Y月Z日 X-3年10月（3年前秋） Y+2月（2ヵ月後） Z-3（3日前） 術後○日目　　　　　など
電話番号	本人へアプローチできる 個人を特定する識別子として機能し得る	記載しない
家族歴	住所等との組み合わせにより，個人の特定につながる	詳細な家族構成を世帯構成区分へ置き換える（単身，親子，三世帯） 例：「両親と同胞の二世帯3名」 家族の年齢，居住地を記載しない
職業	住所や年齢などの組み合わせなどにより，個人の特定につながる	勤務先名は記載しない． 職業は，「警察官」「IT企業」「大工」など職名を記載しない． 「公務員」「自営業」「会社員」など職種のカテゴリーへ置き換える
既往歴，遺伝情報	住所や年齢，施設名などの組み合わせにより，個人の特定につながる	必要事項のみとし，学習に関係しない情報は記載しない

PART1　情報の基本

　実習終了後は，実習記録やメモ帳は必ずシュレッダーで裁断し破棄しましょう（p.100〜101参照）．

実習記録の電子化における注意点

　電子化によりUSBメモリやタブレット端末の紛失，ウイルス感染によるデータの流出などの高いリスクがあることを常に意識し，適正に取り扱うことが重要です．

①電子媒体使用時に守るべきこと

- 電子化できる情報かどうかは，学校のルールに従いましょう．
- セキュリティ対応タイプのUSBメモリを使用しましょう．
- 個人のパソコンやタブレット端末のログインにもPWを設定し，ファイルには閲覧にPWが必要な暗号化の設定をします．パスワードは，大文字と小文字の英字と数字を組み合わせた8桁以上で推測されにくい文字列を設定し管理しましょう（p.86参照）．
- USBメモリは当該実習専用とします．複数の実習科目で1本のUSBメモリに保存しない，実習記録以外の用途で使用しないことを守りましょう．
- 実習記録の作成途中で中座する場合は，必ずパソコンをシャットダウンし，USBメモリをカバンにしまい鍵付きのロッカーなどに保管しましょう．ペンケースに入れて机の上に置いて中座したことで，盗難にあった報告もあります．他者の手に渡らないように管理することが重要です．
- 実習記録が保存されているUSBメモリを持ち歩く際には，大きめのストラップを付ける，専用のケースに入れるなど紛失に気づきやすい工夫をして，必ずカバンに入れておきましょう．衣服のポケットに入れてはいけません．また実習施設，学校，自宅や実習中の宿泊施設の移動以外に，USBメモリを持ち歩かないようにします．

②個人所有のパソコンやタブレット端末使用時に守るべきこと

- ソフトウェア（OS）やウイルス対策ソフトウェアは頻繁に更新し，常に最新の状態を維持しましょう．
- ファイル共有ソフト（『Winny』，『Share』など）は，インストールしてはいけません．

4　実習（臨床現場）で気をつけるポイント　095

- 編集作業のためにファイルを保存する場合は，作業終了後速やかに消去しましょう（ファイルをパソコンやタブレット端末に残さない）．
- 個人情報が含まれているファイルを保存した状態で，公衆無線 LAN やスマートフォンの Wi-Fi テザリング機能を利用して，インターネットに接続してはいけません．
- 実習施設では，タブレット端末などは指定された場所で保管，使用しましょう．

③情報の破棄について

- 実習記録で扱う情報は，患者が実習においてのみ使用することに同意したものです．実習後は確実にデータを破棄しましょう．OS 内のごみ箱（消去ファイルの一時保管フォルダ）にあるファイルも完全に消去しましょう（p.100 〜 101 参照）．

④その他

- 『Facebook』，『LINE』，『X（旧：twitter）』，『note』，『Google ＋』，『mixi』，『TikTok』，『YouTube』などの SNS（ソーシャルネットワーキングサービス），ブログ，ホームページ，掲示板，動画投稿サイト等に，実習中に知り得た情報や個人の特定につながるような情報を，写真，動画等も含めて投稿してはいけません（p.78 〜 81 参照）．
- 実習中に電子機器（タブレット端末，携帯電話・スマートフォン，ノートパソコン等）による撮影・録画・録音はしてはいけません．
- インターネット上にデータを保管するクラウドストレージサービス（『Dropbox』，『SugarSync』，『Google ドライブ』など）を利用した記録ファイルの保存や受け渡し，スマートフォン等とのファイル共有およびバックアップをしてはいけません．

参考文献
1) 個人情報保護委員会：個人情報の保護に関する法律についてのガイドライン（仮名加工情報・匿名加工情報編），3-1-1 匿名加工情報，p29，平成 28 年 11 月（令和 5 年 12 月一部改正）．

PART1　情報の基本

Q11　実習記録はどこで書いていいの？

A　実習記録は，患者の個人情報を含む重要な書類です．そのため，できる限り，個人情報の漏洩のリスクが低い場所で実習記録を記載しましょう．また，実習施設や教育機関によっては記録場所が指定されている場合もあります．

実習記録を記載してよい場所

①実習施設や教育機関
多くの人が行き来する場所です．他者の視線が気にならない場所で記載しましょう．

②自宅や実習中の宿泊施設の自室
個人情報が家族や他の人の目に触れないように注意しましょう．学習目的であっても，家族に自身の記録を読んでもらうことは個人情報保護法に違反することになります．

実習記録を記載してはいけない場所

①公共の場・第三者が集まる場
不特定多数の人が集まる交通機関内，飲食店，図書館などは，他者による画面の閲覧，インターネットの不正アクセスなどにより，個人情報の漏洩のリスクが高まります．通学途中の時間を活用したい，カフェなどで気分転換をして記録したいという気持ちになるかもしれませんが，決して行ってはいけません．

②非セキュアな環境
非セキュアな環境とは，情報漏洩や不正アクセスなどのリスクが高い状

態〔セキュリティ対策が設定されていないネットワーク（例：フリー Wi-Fi）や脆弱なパスワードなど〕をさします．非セキュアな環境下では，患者の個人情報を不正に取得されたり，悪用されたりする可能性があります．セキュリティ対策が行われていないと，患者の個人情報漏洩のリスクは非常に高くなります．

パソコンやタブレット端末などは，プライバシーとセキュリティが確保されている場所で利用し，非セキュアなデバイスやネットワークからアクセスされることのないように心がけましょう．

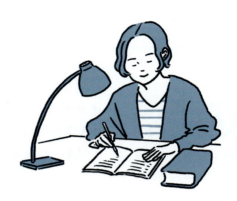

Q12 実習記録の貸し借りって大丈夫？

A 実習記録の貸し借りは，個人情報の流出につながるおそれがあり危険です．また，友達の実習記録を写す行為は盗作に該当し，懲戒のおそれがあるため注意する必要があります．写した側と写させた側，どちらも処罰の対象となることを認識しましょう．

> **POINT**
> 実習記録の貸し借りをしないために，以下のことに気をつけましょう．
> **情報を守る**：実習に行く前に，個人情報保護の誓約書で個人情報を他者に教えないことを約束しています．そのため，患者の情報を無断で他の人に伝えてはいけません．

PART1　情報の基本

> 知識をもつ：実習記録の貸し借りは，個人情報保護法違反や盗作に該当するおそれがあり，懲戒の対象になる可能性があるといった知識をもちましょう．
>
> 勇気をもつ：「No」と言える勇気をもちましょう．友達との関係も大切ですが，個人情報保護の観点から難しいことを伝える必要があります．

実習記録の貸し借りを行わないことは，患者との信頼関係にも影響します．また，実習記録の貸し借りを行うことが，どのような事態を引き起こすのかを真剣に考えて行動することが大切です．

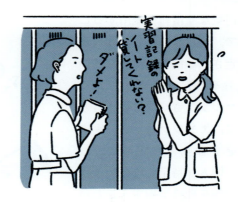

Q13 カンファレンス資料を準備するときの注意点は？

A カンファレンス資料を作成するときの注意点として，実習記録と同じく個人が特定されないように資料を作成することが大切です．例えば，イニシャルなどを記載してしまうと個人が特定されてしまうおそれがあるため，患者と関係のないアルファベットなどで表記する必要があります．また，生年月日も記載することによって個人が特定されてしまうおそれがあります（p.93 参照）．

友達に資料の作成を手伝ってもらうことも，情報を伝えることで個人情報保護法違反につながるおそれがあるため，自身で資料を作成しましょう．

4　実習（臨床現場）で気をつけるポイント　099

また，対象者情報や実習記録等をカメラなどで撮影し，保存・共有することは情報漏洩につながることがあるため絶対にやめましょう．

　個人情報に関わる資料などをコピーする場合は，実習施設や教育機関のコピー機で印刷し，原本の取り忘れがないようにしましょう．取り忘れがあった場合，個人情報保護法違反となり懲戒処分になる可能性があります．また，コンビニエンスストアやスーパーなど公共の場にあるコピー機の使用は，他者に情報を見られてしまう危険性があるため，絶対にやめましょう．

　何気なく情報を使用することで，知らないうちに個人が特定される情報を記載しているおそれがあります．カンファレンス資料を作成するときは，カンファレンスの実施に必要な内容を記載しつつも，個人が特定されないように情報を取捨選択することが必要です．

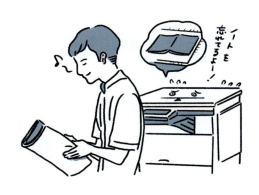

Q14 実習記録を破棄したいときは？

A 　実習記録や実習で使用したメモなどを破棄したい場合は，シュレッダーなどを使用し，復元できないようにしましょう．シュレッダーなどがない場合は，細かく切断して復元できない状態にし，破棄するようにします．また，電子データは内容を完全に消去し，破棄の方法などに困った場合は，教員や臨地実習指導者に伝えましょう (p.96参照)．

　ハードディスクやUSBメモリなどでデータを保管していた場合，データ

を破棄する際には，ハードディスクやUSBメモリの初期化だけでは不十分な可能性があります．市販されているファイル復元ソフトを使用すれば，削除したファイルを元に戻すことができるためです．

ハードディスクやUSBメモリを破棄する場合は，専用のファイル消去ソフトの使用や業者に依頼しデータを削除してもらう必要があります．また，物理的に破壊するといった方法も有効です．その後の廃棄方法は，各自治体のゴミ収集のルールに従いましょう．

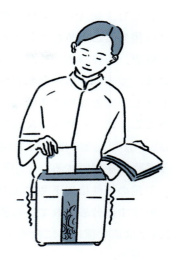

Q15 資料や画像を利用するときの注意点は?

A 臨地実習中の学習で教科書や参考書を利用し，その文章や画像やイラストなどをコピー（複写）することがあるかもしれません．そこで注意しなくてはいけないのは「著作権」です．

自分の考えや気持ちを作品として表現したものを「著作物」，著作物を創作した人を「著作者」，著作者に対して法律によって与えられる権利のことを「著作権」と言い，知的財産権の一種です．「著作物」とは，日本の著作権法の定義によれば，「思想又は感情を創作的に表現したものであって，文芸，学術，美術又は音楽の範囲に属するもの」（著作権法2条1項1号）とされ，図表や写真に「創作性」（作者の思想・感情が個性的に表現されていること）が認められる場合，著作物として保護されます．そのため，著作物を勝手に複製して使用することは，原則として，著作権者の「複製権」（著作権法21条）を侵害する違法行為となります．

ただし,「個人的に又は家庭内その他これに準ずる限られた範囲内において使用することを目的とするとき」(著作権法第30条第1項)は,一部の例外を除き,著作権者の許可を得ずして,著作物を複製できると定められています. つまり,私的利用の場合は著作権者の許諾なく複製が可能です. しかし,実習記録や患者指導に用いるパンフレットに利用するために複製することは,私的利用に該当しません. そのため,要件を満たす形であれば,「引用」(著作権法第32条第1項)として,著作権者の許諾を得ることなく著作物を掲載することが可能になります.

引用の要件は以下です(引用の表記方法など詳細は p.149 ～ 151 参照).

- すでに公表されている著作物であること
- 「公正な慣行」に合致すること(公正な慣行とは下記のことをさします)
- 報道,批評,研究などの引用の目的上「正当な範囲内」であること
- 引用部分とそれ以外の部分の「主従関係」が明確であること
- カギ括弧などにより「引用部分」が明確になっていること
- 引用を行う「必然性」があること
- 「出所の明示」が必要(出版社,名,発行年月日,著者,ページ数など)

Q16 家族や知り合いに実習の様子を聞かれたら? 家族や知り合いに実習の様子を話してもいい?

A 家族や知り合いに実習の様子を聞かれても,絶対に話してはいけません. 患者の氏名や実習施設名を具体的に言わなければ大丈夫と思いがちですが,知らないうちに個人を特定できる内容を話してしまう可能性もあります. たとえ,実習施設や臨地実習指導者への好意的な内容であっても同様です. 自分にとっては大したことのない情報や好意的な内容であっても,相手によっては不快に思ったり,批判的に感じたりすることもあり,名誉毀損になる場合もあります.

秘密保持義務については,実習生には法的義務はありません. しかし,

PART1　情報の基本

担当した患者の秘密を守るべきなのは実習生であっても他の医療従事者と同じだという意識をもつ必要があります．臨地実習中の情報を保護することは，患者，臨地実習指導者，実習施設との信頼にもつながります．看護師になるための必要な学習のために，"大切な情報や環境を提供していただいている"という意識が大切です．

臨地実習中は不安なことや困難なことが多くあると思います．そんなときは教員や臨地実習指導者に相談してみましょう．

Q17　Q&Aサイトの利用はしてもいいの？

A　インターネットには，質問をすると回答を投稿してくれるQ&Aサイトが公開されています．Q&Aサイトから多くの情報を入手することができますが，投稿者などの主観的な内容も多く含まれており，根拠のない情報を入手してしまうことにつながります．また，間違った情報が多く含まれていることもあります．

Q&Aサイトによっては，回答に対し出典を明示しているものもありますが，孫引き（直接原典を引用するのではなく，他の書籍などに引用された文章をそのまま用いること）である可能性があります．自分で原典を確認し，正確な内容である場合には，利用するようにするとよいでしょう．

近年，『Chat GPT』などをはじめとする生成AIが飛躍的に進歩しています．ブラウザの検索欄に質問を入力すると，生成AIにより回答が提示されるサービスもあります．Q&Aサイトと同様にその根拠が乏しい内容も多く含まれるため，得られた情報が正確なのかを判断し，利用することが望まれます（p.40〜45参照）．

4　実習（臨床現場）で気をつけるポイント　103

Part2
学習に必要な
スキル

━━━━━━━━ 1 調べる ━━━━━━━━

1 自分の情報要求を明確にする

レポートなどの課題が出されたとき，まず何をすればよいのでしょうか．多くの人は，課題のテーマを確認するでしょう．そのテーマについて自分はどのようなことを知っているのか，また知らないのかをはっきりさせ，知らない知識をどう補うのかを考える必要があります．つまり，"情報要求を明確にすること"が大切です．

A キーワードを明確にする

課題のテーマを確認したら，テーマに沿ったキーワードを書き出してみましょう．キーワードとは，問題の解決や文章の意味を解明するうえで重要な鍵となる言葉のことで，その中心的な内容や主要な概念を表現，もしくは代表している言葉です．課題のテーマを調べるときは，このキーワードが自分の欲しい情報を調べるうえで手掛かりとなる重要な言葉となります．

キーワードを明確にする際に大切なことは，課題のテーマがどのようなことを表しているかを理解することです．例えば，「気温の変化について」といった広いテーマの場合，要求されていることは，「地球温暖化による気候変動」，あるいは「気温の変化による日常生活への影響」かもしれません．

このように，それぞれのテーマで要求されている，明らかにすべきことによって，キーワードは異なってきます．そのため，課題の意図をしっかり読み解き，それを説明する言葉を見つけることが必要です．そして，その言葉がキーワードとなるのです．

先ほどの例でみると，「自然災害」に関連した授業における課題の場合，その意図は気候の変化による自然災害かもしれません．この場合のキーワードは「気温の変化」，「温暖化」に加えて，「自然災害」といった言葉が考えられます．

PART2 学習に必要なスキル

　キーワードは最低でも3つ以上は書き出しましょう．キーワードが少ないと，そのテーマの内容を十分に調べられない可能性があります．課題の意図を具体的に読み解くことができれば，キーワードの数も多くなります．
　また，キーワードを調べていくうちに新たなキーワードが出てくる可能性があります．キーワードは頭で考えているだけでは忘れてしまうことも多いため，後から見てわかるようにしっかりと書き出しておきましょう．

B　情報の種類と特徴を知る

　キーワードが書き出せたら，実際に調べてみましょう．調べるといってもその方法は多岐にわたり，それぞれに特徴があります．適切な資料を効率的に探すには，調べる方法による情報の種類と特徴を知っておく必要があります．
　情報とは，ある物事の内容や事情についての知らせであり，文字・数字などの媒体によって伝達され，受け手に知識や適切な判断を生じさせるものです．つまり，文字や数字などのデータに送り手の意味や価値をもたせたメッセージだといえるでしょう．
　ただし，あくまでも情報は送り手側の意味や価値が付加されているもので，自分自身の意味や価値ではないことを理解しておきましょう．情報社会である現代，情報の種類と特徴を十分に理解し，正しく使用できるようにする力が求められています．自分がもっている情報が，どのような種類で，特徴があるかを常に意識しておきましょう．

1　情報の特性

情報には以下のような特性があります．

> ①形がない
> 　人から人への伝播により内容が変わる，受け手側の解釈が加わることで解釈が変わる可能性がある．
> ②消えない
> 　物とは違い，伝播しても伝え手側の手元に残り続ける．

1　調べる　●●● 107

③簡単に複製できる

　データとしての情報は簡単に複製ができる．

④容易に伝播する

　インターネット上に出された情報は瞬時に伝わる．

このような特性から，情報は簡単に誤報にすることも可能となるため，信憑性を必ず確認することが大切です．

2　情報の種類

情報は，その情報を誰が集めたかによって，以下の3つに分けられます．

①一次情報

　自ら実態調査・アンケート調査・実験などにより直接集めた情報．

②二次情報

　一次資料を対象として，それを編集，加工した資料で，第三者から得た情報．

③三次情報

　情報源が定かではないもの．

インターネット上の情報のほとんどは二次資料です．他に代表的な二次資料として，図書，論文，新聞，雑誌，報告書などがありますが，これらの中にも情報源が定かでないものが含まれることがあるため，注意が必要です．

三次情報は，信頼性と信憑性が低く，特に注意しなければなりません．

3　情報のタイプ

情報には，媒体によって以下のようなタイプがあります．

①辞典・事典

　辞典は，物や用語の意味や用法，内容を示すもので，国語辞典や漢和辞典などがある．事典は，事物の説明をするもので，百科事典や

専門事典などがある．両者とも信頼性は非常に高い．

②図書

特定の分野に関する情報を体系的にまとめたものであり，編集者によるチェックがされている．基本的な用語や概念を説明する目的の教科書や参考書は，専門分野の基礎知識を得ることができ，学習に必要な情報を体系的に得ることができる．一方で，速報性は低く，確立した分野以外では数が少ない．

③雑誌

一定の周期で継続的に発行する刊行物で，特定の専門分野に特化している．速報性は図書より優れており，図書には載らないような情報も得られる．雑誌には一般雑誌と学術雑誌がある．

・**一般雑誌**：商業目的
・**学術雑誌**：非商業目的．特定の分野の最新で専門的な情報が記載されている．専門的な情報が多く，基礎知識を得ることは難しい．オープンアクセス誌としてインターネット上で閲覧できるものもある．

④新聞

広い読者を対象に，社会の出来事の報道や論評を伝達するための刊行物で，全国紙と地方紙，専門紙がある．時事関係の情報やローカル情報を知ることができる．図書館で過去の新聞を閲覧することが可能．

⑤インターネット情報

いつでもさまざまな情報を得ることができるが，情報源の信憑性に欠けるものが多い．信頼性・信憑性のある情報を得るためには，情報源を確認し，公的機関や学会などの信頼のおける団体が発信している情報を使用するとよい．

一方で，情報の速報性は高く，図書や雑誌に掲載されていない最新の情報を得ることができる．近年では，これまで紙媒体でしか得ることができなかった情報がインターネット上で公開されていることが多く，データベースなどの活用により，幅広い情報を得ることができる．

以上の説明からもわかるように，情報のタイプにより，速報性と信頼性・信憑性のレベルは異なります（**図1**）．

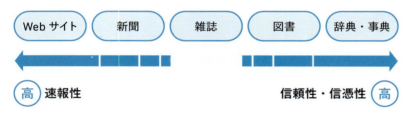

図 1　情報の速報性と信頼性・信憑性

参考文献
1）　向後千春：18 歳からの「大人の学び」基礎講座－学ぶ，書く，リサーチする，生きる．p.22-25，北大路書房，2016．
2）　宮内泰介，上田昌文：実践 自分で調べる技術．p.17-23，岩波書店，2020．

PART2　学習に必要なスキル

2　自分の欲しい情報を収集する

　課題のテーマに沿った情報が明確になったら，書き出したキーワードをもとに情報を収集しましょう．

　みなさんはどのように情報を収集しますか？　多くの人がインターネットでの検索と答えるでしょう．先にも述べたように，インターネットでの情報は速報性が高く，簡便ですが，信憑性がない情報も多く存在するため注意が必要です．

　以下に，情報の検索，収集の方法を説明していきます．情報の収集方法を知っておくことは，効率的な情報収集に役立ちます．

A　図書・参考書の検索

　図書や参考書は専門分野の基礎知識や学習に必要な情報が体系的に記されているため，初学者にとっては有用な情報を得られます．図書や参考書を探す場合には，書店や図書館に行くことが考えられますが，やみくもに利用すればよいというわけではありません．まずは，自分の欲しい情報がどのような本に載っているのか，どこに行けば手に入るのかを調べる必要があります．

1　主な検索サービス

①大学図書館

　各大学のホームページより，大学図書館の蔵書検索システム『OPAC (online public access catalog)』にアクセスすることができます．OPAC にキーワードを入れると，簡単にその図書館に関連する図書があるか検索可能です．

　また，配架場所や請求番号（本の背表紙についている番号で，請求番号順に配

架されている）などの情報が記載されているため，この情報を手掛かりにすると目的の図書を簡単に見つけることができます．目的の図書が貸し出し中の場合には，予約できるサービスが提供されていることが多いため，図書館のホームページで確認するとよいでしょう．さらに多くの大学図書館では，契約している電子ブックも大学図書館のホームページから検索できます．

②国立国会図書館

国立国会図書館は，国会に属する唯一の国立の図書館です（東京本館・関西館）．原則として日本国内で発行された出版物は，国立国会図書館法（昭和23年法律第5号）により，国立国会図書館に納入することが義務付けられています．

このため，国立国会図書館のデータベース『国立国会図書館サーチ（NDL SEARCH）』（https://ndlsearch.ndl.go.jp）では，出版社が刊行している図書，全国の公共・大学・専門図書館や学術研究機関等が提供する資料，デジタルコンテンツなど，ありとあらゆる出版物を統合的に検索できます．

また，国立国会図書館リサーチは外部のデータベースと連結しているため，目的の図書が国立国会図書館以外のどの図書館に蔵書されているかもわかります．さらに，国立国会図書館の蔵書を大学の図書館に送付するサービスもあります．これについては細かい規定があるため，所属大学の図書館への確認が必要です．

③ CiNii Books

『CiNii Books』（https://ci.nii.ac.jp/books）は，全国の大学図書館等が所蔵する本（図書や雑誌等）の情報を検索できるサービスです．国立情報学研究所が運用する目録所在情報サービス『NACSIS-CAT/ILL』に蓄積されてきた全国の大学図書館等約1,300館が所蔵する，約1,300万件の本の情報や，約180万件の著者の情報を検索することができます（2020年4月1日時点）．

さらに，特定の地域や図書館に絞り込んだ検索が可能で，図書・雑誌のページから各大学図書館の『OPAC』に直接リンクされているため，すぐに貸し出し可能かなどの詳細な情報を確認できます．国立国会図書館リサーチやカーリル（下記）などの外部のデータベースとも連結しています．

PART2　学習に必要なスキル

④カーリル

『カーリル』(https://calil.jp)は，全国の図書館（7,400館以上）の蔵書情報と貸し出し状況を簡単に検索できるサービスです．検索するときに地名や現在位置を選択すると，その場所から近い図書館を自動的に選択して検索できるため，目的の図書が近くの図書館で貸し出し可能かすぐにわかります．一度の検索で，複数の図書館の蔵書とAmazon等の書誌データベースを同時に検索することができます．

2　図書館司書によるサポートの活用

図書館司書は，図書館等で図書館資料の選択，発注および受け入れから分類，目録作成，貸出業務，読書案内などを行う専門的職員です．調べ物をする際の重要なサポーターとなります．

配架場所と請求番号を頼りに目的の図書を見つけようとしても，慣れないうちはすぐに見つからないことがあります．その際には図書館司書に尋ねるとよいでしょう．

また，キーワード検索で図書があまりヒットしないときや，逆に膨大な情報がありすぎて迷うとき，データベースの使用方法がわからないときは，図書館司書にサポートを求めることができます．効率的に情報収集を行うためにも，図書館司書によるサポートを上手に活用するとよいでしょう．

B　雑誌記事・論文の検索

学術雑誌や一般雑誌の記事や論文には，特定の分野や事象についての情報が簡潔，かつ詳細に記載されています．また，記事や論文のタイトルは内容を的確に表しており，タイトルを見ただけでどのような内容かがわかりやすく，検索も容易な場合が多いです．学術雑誌は一般に大学の図書館等に所蔵されていますが，すべての雑誌が所蔵されていないため，ここでもデータベースでの検索が重要になってきます．

データベースの検索については，まずは所属の大学図書館のデータベースを利用しましょう．図書の検索と同様に，所属大学の蔵書のデータベース，もしくは大学が契約している外部のデータベースで雑誌の検索ができ

1　調べる　113

ます．学内での利用と学外での利用では規定が異なり，大学の ID とパスワードが必要となることがあるため，学外で利用する際には利用方法をあらかじめ確認しておきましょう．

さらに，図書館同士で所蔵資料を相互に貸し借りできる（相互貸借）ネットワークがあり，大学に所蔵していない文献を借りることができます．他の図書館からの貸し出しの申請を，オンライン上でできるところもあります．

1　主な検索サービス

①国立国会図書館

『国会図書館サーチ（NDL SEARCH）』（https://ndlsearch.ndl.go.jp）は，国立国会図書館をはじめ，全国の公共・大学・専門図書館や学術研究機関等が提供する資料，デジタルコンテンツを統合的に検索できます．学術論文だけでなく，一般の雑誌・新聞記事やレポートなども網羅しています．

② CiNii Research

国立情報学研究所が運営する『CiNii Research』（https://cir.nii.ac.jp）は，学協会刊行物・大学研究紀要・国立国会図書館の雑誌記事索引データベースなど国内の学術文献情報だけでなく，研究データやプロジェクト情報など，研究活動に関わる多くの情報を検索できます．

③ PubMed

『PubMed』（https://pubmed.ncbi.nlm.nih.gov）は，米国国立衛生研究所（NIH）にある米国国立医学図書館（NLM）の国立生物科学情報センター（NCBI）によって管理されている無料のリソースです．MEDLINE などの複数の NLM 文献リソースを使用し，3,700 万件以上の医学，看護学などの生物医学とそれに関連する分野の文献を横断的に検索できます（2023 年 8 月 15 日時点）．

④医中誌 Web

『医中誌 Web』（https://www.jamas.or.jp/service/ichu）は，医学中央雑誌刊行会が提供する医学文献情報のインターネット検索サービスです．国内発行の医学・歯学・薬学・看護学及び関連分野の，学会誌・医学系出版社の専門誌・大学等の紀要を始めとした文献情報が収録されています．

⑤ J-STAGE

『科学技術情報発信・流通総合システム（J-STAGE）』（https://www.jstage.jst.go.jp/browse/-char/ja）は，国立研究開発法人科学技術振興機構（JST）が運営する電子ジャーナルプラットフォームです．日本から発表される学協会や研究機関等における科学技術刊行物の発行を支援しており，多くの学会誌がこの仕組みを使用して情報を公開しています．

⑥ Google Scholar

『Google Scholar』（https://scholar.google.co.jp）は，医学や科学に限らずさまざまな分野の学術資料を幅広く検索できます．また，検索できる記事は，学術出版物だけでなく，大学のデジタルサービスやそのほかのWebサイトからの記事，論文，書籍，要約，法的意見などが含まれます．

⑦ 学術機関リポジトリデータベース

リポジトリ（repository）とは，倉庫，貯蔵庫など，何かを収納・保管しておく場所という意味があります．『学術機関リポジトリデータベース（IRDB）』（https://irdb.nii.ac.jp）は，日本国内の大学などの学術機関リポジトリに登録されたコンテンツのメタデータを収集し，提供するデータベース・サービスです．コンテンツには，学術機関が自ら発行している雑誌や報告書が含まれます．

C 情報収集のポイント

情報を収集するためにはいくつかの方法がありますが，同じキーワードを使用しても検索サービスによって異なる図書や論文が検索されるため，1つのみではなく複数の検索サービスを利用しましょう．また，キーワードは同じ意味をもつ言葉が複数ある場合が多いため，キーワードを変えて検索することも必要です．

例えば，「パソコン」を検索しようとすると，著者によって「パーソナルコンピュータ」や「PC」，「デバイス」，「ノートパソコン」とさまざまな用語が使用されている可能性があります．このため，同義語や意味上の類似関係，包含関係を踏まえてキーワードを考える必要があります．

このような同義語や類義語，反意語などの関連する語彙を調べられるものをシソーラス（thesaurus）といい，医学中央雑誌刊行会の「シソーラスブラウザ」（https://www.jamas.or.jp）や，国立国語研究所言語資源開発センターの「分類語彙表－増補改訂版データベース」などのシソーラスのデータベースを活用すると検索漏れが少なくなります．また，目的の図書や論文が少ない場合には，見つけた図書や論文がどのような情報を参考にしているか，引用・参考文献欄を確認するのも1つの手です．

参考文献
1）　石黒圭：この1冊できちんと書ける！論文・レポートの基本．p.31-235，日本実業出版社，2012.
2）　宮内泰介，上田昌文：実践 自分で調べる技術．p.23-50，岩波書店，2020.

PART2　学習に必要なスキル

3　情報を正しく評価する

A　事実や意見の整理

　情報を収集したら，その情報を正しく評価するために，まずは事実や意見を整理していきましょう．

1　課題や疑問に沿って情報を検索する

　出された課題のテーマが広いことはよくあります．まず，課題の主旨をよく理解することが大切です．そして，テーマの概要について書かれているインターネットや図書，先行研究の論文などを読み，与えられた課題や疑問に沿って情報を検索します．
　そして，テーマについて，以下のことをノートに書き出して整理します．
- どんな事実があるか
- どのようなことが問題になっているのか
- 解決のためにはどんな考え方が提案されているのか
- 上記における自分自身の意見

2　課題や疑問は多方面からとらえる

　課題や疑問を取り巻く歴史（過去にはどのようなとらえ方をされてきたのか，時代や法律の改正などによりどのようなとらえ方をされるようになってきたのか）をふまえ，さまざまな角度から事実をとらえていきます[1]．著者が引用・参照している文献で役に立ちそうなものがあれば，その文献も読むようにします[2]．
　自分が初めて気づいたこと，関心をもったこと，疑問に思ったことは忘

1　調べる　117

れないようにノートや付箋に記載しておきましょう．

B 情報を評価するポイント

　多くの情報源の中から集めた情報は，妥当性や信頼性があるか，見極めることが大切です．

　何の根拠もない個人的な意見や営利目的の情報は偏った見方になりかねません．そのため，調べた情報がどのような出典元からの情報か確認し，適切な情報を選択しましょう．それがレポートの妥当性や信頼性につながります．

　時代とともに法律が変わったり，社会情勢によって解釈のしかたが変わったりして，情報が更新される場合があります．特に時間経過とともに変化する統計データなどは，最新情報でなければ説得力のある根拠資料とならない場合があります．また，著名な研究者が執筆したとしても，エッセイは学術的な価値をもたない[2]といわれています．

　情報を評価する際には，下記のようなことを満たしているか，確認するようにしましょう．

妥当性や信頼性のある情報を見極めるポイント
- 著者および出版元が明確であること
- 特定の分野の専門知識を持っている人が書いていること
- 雑誌の場合は，内容が学術的であること[2]
- 最新の内容が反映されていること
- これまでの研究成果を踏まえた内容となっていること
- 自分が調べたいと思っている目的に合致した内容であること
- 思想，表現，視点などに偏りがないこと
- 信憑性のある内容であること
- 一般論との矛盾がないこと
- 引用・参考文献が明示されていること

参考文献
1) 戸田山和久：新版　論文の教室　レポートから卒論まで．p.37-99，NHK出版，2012.
2) 石黒圭：この1冊できちんと書ける！論文・レポートの基本．p.14-63，日本実業出版社，2012.

4 情報の活用方法と注意点

1 客観的証拠として図書や先行研究を用いる

　課題のテーマから自分の問いを決め，その問いへの答えを書き出すという一連の過程では，自分の議論の客観的証拠として情報を提示しながら述べていくことが大切です．自分の問いをなぜ明らかにしたいのか，明らかにすることにどのような価値があるのかを考えるときに，図書や先行研究で述べられていることを記載しながら論じていきます．

　そうすることで単なる自己満足ではなく，説得力をもつ文章になります．その際に，自分が問いを立てたときの動機を思い出しましょう．それがオリジナリティ[1]につながります．

　また，問いに対する自分の答えを出すときにも，多方面からの客観的な証拠を提示しながら，自分が考えた答えを記載していきます．そのためにも，図書や先行研究で述べられていることに対し疑問や関心をもちながら，問いと向き合うことが必要です．

2 図表を活用する

　情報を提示しながら文章を書いていくときは，他者にわかりやすい伝え方で示すことが大切です．そこで，必要に応じて図表を活用すると，他者に伝わりやすくなります．

3 信頼できる情報源を選んで活用する

　情報を活用するときは，その情報が信頼できる情報源のものかを確認することが大切です．例えば，ブログの記事や無料で利用できるSNS，Facebookなどでのコメントは客観的な証拠にはなりません．

なぜなら，個人の主観で書かれている場合，客観性が担保された先行研究などを踏まえて書かれていないことがあるからです．また引用・参考文献が明示されていない場合，どのような情報を引用・参考にしたのかわからないため，正確な情報かどうか判断できないからです．

　生成 AI の Chat GPT は，回答に誤った情報が含まれていることもあり，客観的根拠としては信頼性が低いと考えられます（p.40 〜 45 参照）．情報を活用するときは，活用にふさわしいかどうかを考え，情報を選ぶことが大切です．

4　情報源を明示する

　自分の考えと引用や参考にした情報は明確に分けることが必要です．また，引用箇所については出典元を記載します．引用，参考にした情報のみでは自分の問いの答えにはなりません．引用箇所との区別をつけることにより，自分の考えを主張していきましょう．

　引用しながらレポートを書き，あとで引用文献を書こうと思うと，どこを引用したかわからなくなることがあります．引用したときに引用文献を書く，あるいは，あとで読み返せるように，引用箇所に付箋やマーカーを引くなど自分なりの方法で工夫しましょう．

　引用のしかたについては p.149 〜 151 を参照しましょう．

参考文献
1）　石黒圭：この 1 冊できちんと書ける！論文・レポートの基本．p.14-63，日本実業出版社，2012.

PART2 学習に必要なスキル

1 読む準備

A 読む準備をする前に

　本を読むことは好きですか？　中には「読書が苦手」という人もいるかと思います．本以外にも新聞や雑誌，漫画，Webサイトやブログ，SNSなど，文字や記号が書かれたものが多くあります．特に，研究や学習においては論文を読むことは非常に重要な作業です．

　私たちは日常的にさまざまな文字や記号を目にしますが，それらを読むという行為はどのような意味を生み出すのでしょうか．
「読む」ことは，非常に多くのメリットを私たちに与えてくれます．記憶力，想像力，創造力，思考力，判断力，表現力などの認知能力を向上させ，感情や感性を豊かにし，文化や価値観に触れることで多様性や批判性を養います．

　さらには，既存の知識や技術を学んだり，新しいアイデアや問題意識を得たり，論理的な思考や表現力を養うこともできるでしょう．本項では，読書が苦手な人にも，わかりやすく，具体的に解説していきます．

　なお，ここでは「本」を図書，雑誌，インターネット上のコンテンツなどを含めて表現しています．

B 読む準備を整える

　本を読む前に，読む準備を整えることは重要です．読む準備を整えることで，読書の効率が上がり，内容をより深く理解することができます．以下に，読む準備についてのいくつかのポイントを紹介します．

2　本を読む　●●● ━━ 121

1 関連知識の準備

本を読む目的は何でしょうか．自分が読みたい本のジャンルや分野，目的や興味を明確にすることで，読書の方向性を定めることができます．例えば，情報収集，小説やエッセイ，ビジネスや歴史，学習や趣味など，目的に応じて読み方が異なります．

また，テーマやキーワード，概念を理解しておくことが重要です．本のタイトルや著者名だけでなく，設定や登場人物，テーマや雰囲気など，本の内容や特徴を表すキーワードを考えておくとよいでしょう．

2 本の検索

キーワードを組み合わせて，本の探索を行いましょう．書店に出向いて探してもよいですし，国立国会図書館サーチや大学図書館などのデータベースや検索サービスを利用するのも一つです（p.111～113参照）．検索結果を見て，書誌情報や要約，評価などを確認することで，自分の求める本と合っているかどうかを判断します．

テーマに合った本を見つけたら，さらにその本から関連する本を探してみましょう．本を購入するのもよいですが，特に読みたい本がない人や，何を読めばよいかがわからない人は，まずは気になる本を数冊，図書館で借りることをおすすめします．

面白くなければ途中で読むのをやめればよいので，気軽に読書を始めることができます．図書館には返却期限があるため，期日までに読み終えようと思える点もメリットです．また本の探索は，読書の楽しみの一つでもあります．

3 読む習慣を身につける

読む本が決まったら，読書を始めましょう．読み方については次項で詳しく述べます．本を読むためには，習慣化することを意識してください．

最初は1日10分から，気軽な気持ちで読書を始めてみるとよいでしょう．最初から「1日2時間読書する」など大きな目標を立てても，読書に慣れていない間は実行するのは難しいものです．まずは，1日10分から始

め，徐々に読書時間を増やしていくとよいでしょう．毎日，文章に触れることで読書の習慣が身につくようになります．

　そのほかにも「通勤通学時，昼食時など，読むタイミングを決めてみる」「最初から読書時間を取ろうとしない」「隙間時間を利用する」「1日3ページだけ読む」など，簡単な目標を設定することをおすすめします．

　本を読むことが苦手な場合，文字や文章に慣れていない，長い文章を読むことに抵抗を感じる，本に集中できない，興味がわかないなど，さまざまな理由があるかと思います．読むことを習慣にするためにも，自分の好きなジャンルや分野の本を選び，活字に触れる機会を増やすことも効果的です．

　また，自宅等で読書をする際は，集中できる環境を作りましょう．スマートフォンの通知やテレビの電源はオフにし，気が散るものはできるだけ遠ざけるようにします．屋外や移動中は，ノイズキャンセリングイヤフォンや耳栓を使うのも役立ちます．

　さまざまな文章を読んで，「読む」ことの楽しさや魅力を実感してみてください．

参考文献
1) 塚田泰彦：読書の現在．情報の科学と技術，66（10）：508-512，2016．
2) 酒井浩美，山﨑啓子：看護学生のための「読む力」「書く力」レッスンBOOK．p.2-29，日本看護協会出版会，2022．
3) 倉田敬子：読むという行為．情報管理，55（9）：681-683，2012．

2 読み方

A スキミング

　本の読み方に関して，誰かに教えられた経験はあまりないのではないでしょうか．自分がすでに知っている内容の本を読むことは簡単です．しかし，医療系学生が読む本の多くは，自分の知識を深めるためのものであり，知らないことがたくさん書いてあります．

　新しいことが書いてある本を読むことは簡単なことではありません．一度読んで理解できなくても，何度も読み進めていく努力を必要とします．近年では，インターネットの普及により，ネット上の文章を読むことが多いかもしれません．ネット上の文章は比較的文章量が少なくわかりやすいといった利点がありますが，本のように多くの内容，深い内容を知ることは困難です．

　医療系学生は，より専門性を高め，患者に適した医療を提供するため，多くの深い知識をもつ必要があります．本を読む際にはまず，スキミングを行いましょう．スキミングとは文章全体をざっと読み，その趣旨をつかむことです．スキミングというと，最近はクレジットカードなどの個人情報を不正に抜き取ることを意味する用語として用いられることがありますが，本来はここで述べるように，本などの長い文章の趣旨を素早く読み取ることを意味する用語です．

　本を読む際のスキミングのコツとして，以下の項目を初めに読むことで，その本の全体的な内容を素早く理解しやすくなります．

1 タイトル

　最初に本の「タイトル」を読みます．タイトルはその本の内容を端的に示しているので，それを見れば，この本が扱うテーマがわかります．しかし，それ以上の深い内容はタイトルから読み取ることはできません．

2 前書き

　次に「前書き（序文）」を丁寧に読みます．前書きには，その本がどのようなことをテーマにして，どのような目的で何を訴えたいのかが説明してあります．

　前書きを読み，書かれている内容の予測を立てておくと，この本から何を読み取らなくてはいけないのか，どの程度の時間をかけて読むべき本なのかを判断することができます．

3 目次・索引

　「目次」には，その本の内容やテーマが示されているため，情報を迅速に見つけるための重要なツールです．目次を見れば，その本の全体像をつかむことができます．

　「索引」とは，その本に使用されている重要な語句などを五十音順などに並べ，本文中に出現するページの位置をまとめたものです．言い換えれば，著者が重要だと思うキーワードの一覧であり，目次と同様，本の全体像をつかむうえで役に立ちます．

　目次や索引を読んで，自分の興味・関心のあるところ，または自分が探している答えが載っていそうなところから読み始めましょう．ただし，医療系学生は，自分の興味・関心だけではなく，その本の内容をどう自分の専門分野に活かすかなど，目的をもって読む必要があります．その目的に合った文章を目次や索引を活用しながら探し，結論まで読むことが大切です．その内容が自分の目的と合致していて興味がわくものであれば，その本全体を読む価値があるといえます．

B 速読

　速読とは，本を全体的に大まかに読み，著者の主張を把握するために行う読書法です．速読にはいくつかの種類がありますが，ここでは，キーワードやキーセンテンスを見つけ，全体としての主張を迅速に読み取ることに関して説明します．

　キーワードとは，鍵となる重要な言葉・連語のことであり，キーセンテンスとは鍵となる重要な文章のことです．キーワードやキーセンテンスを見つけ，それを意識して読むことで，その本，その章でどのような主張がされているのか，どのような意味があるのかを素早く把握することができます．

　しかし，キーワードやキーセンテンスを見つけることは容易ではありません．医療系の本には，日常的に使用されない専門用語も多く出てくる可能性があり，その専門用語がキーワードになるかもしれません．重要なキーワードは，その分野を学ぶうえで必ず覚えなければならないものです．

　自分の知っている言葉，語彙力を増やしていくことも大切です．知らない専門用語はすぐに調べる習慣をつけましょう．そして以下の点を参考にし，キーワードやキーセンテンスを見つけましょう．

- **テーマ**：この本で何について書かれているかを示すテーマは，キーワードとなる．
- **繰り返し出てくる言葉**：複数回使用される言葉は，著者が何度も訴えている内容，伝えたい内容であると考えられ，キーワードとなる可能性が高い．
- **強調表現「重要なのは，とても，非常に，最も」などが使用されている文章**：著者が，ここが重要だと意図して強調している部分であるため，キーワードやキーセンテンスになる可能性が高い．
- **著者の主張の中の言葉**：「〜すべきである，〜しなければならない，〜と考える，〜ではないだろうか」などの著者の主張の中にキーワードがある場合が多いので，主張を見つけたら注意深くキーワードを探す．
- **段落の文頭・文末**：段落の文頭や文末に重要な内容が書かれていることが多いため，注意深く読み探す．

PART2 学習に必要なスキル

C テクニック

　その本の全体としての著者の主張を把握し，時間をかけて読む必要があると判断したものは，内容を正確にとらえながら読み進めていきましょう．

1 重要な箇所に目印を付ける

　内容を正確にとらえるために，重要な箇所に目印を付けながら読むとよいでしょう．

　アンダーラインやラインマーカーを引く，付箋を貼るなど，目印の付け方はいろいろありますが，同じ本の中で目印を統一しておくと，後で読み返した際に混乱せずにすみ，効率的に内容の理解，自分の考えの想起の一助となります．

2 接続詞に着目する

　重要な箇所を見つけるためのテクニックとして，接続詞に着目するという方法があります．数ある接続詞の中でも特に意識してほしいのは，「順接」「逆接」「説明・補足」です．以下を参考に接続詞に着目して読んでみましょう．

- **順接「したがって，そこで，だから」など**：順接の接続詞は，主張が出され，その内容を肯定する形で結論を導く場合に使用する．
- **逆接「しかし，けれども，だが」など**：逆接の接続詞は，出された主張の修正や変更，またはそれまでの主張の方向や流れを変えるとき，対立的な主張が出されるときに使用する．
- **説明・補足「つまり，なぜなら」など**：説明・補足の接続詞は，出された主張の理由を説明する際や，その内容をさらに詳しく伝えるための補足をする際に使用する．

2 本を読む　127

D 主張の理解

　著者が主張していることを正確に理解することは，とても重要です．正確に理解できなければ知識や学びを深めることはできません．医療系学生は，将来医療従事者となり医療チームの一員として，他の専門職がもつ情報や書いた文章を素早く正確に読み取る必要があります．そのことを意識しながら文章を読み「読む能力」を高めることは，将来必ず役に立ちます．

　主張の理解をするために，一つの章，一つの段落には，一つの重要な意味，著者が伝えたい内容があると思いながら読んでいきましょう．そして，著者の伝えたい内容を読み取ることができたら，なぜそれを伝えたいのか根拠を明確にすることが大切です．前述したテクニックなどを活用し，章や段落ごとに著者の伝えたいこととその根拠を読み取りましょう．

E クリティカルリーディング

　クリティカルリーディングとは，批判的読解，批判的読書ともいわれますが，決してその本に書かれた内容を単に批判，反論するのではありません．その本に書かれている内容を正確に理解したうえで，著者の主張を鵜呑みにせず，どうして著者はそのような主張をしているのか，その主張は正しいのかなど，その主張の妥当性を自分で論理的に再検証し，必要であればその主張に対して否定，代案に至る説得力のある自分なりの論考を見出すことです．

　その際，自分が考えた否定や代案が他者に説明できるか考えてみると，自分の考えが整理されるかもしれません．本に書いてある内容は"すべて正しい，素晴らしい"という考えは捨て，その本の内容は本当に正しいのか，正しい論理に基づいているのか疑いながら読みましょう．

　近年の医学の発展には目覚ましいものがあり，医療技術や理論は日々進歩，変化しています．昨日正しいと思っていた技術・知識が今日は間違っているかもしれません．医療系学生が本を読む際は，特にこのクリティカルリーディングを意識し，自分の視点だけでなく医療従事者になる者とし

ての視点で意見や疑問をもちながら読むとよいでしょう．

参考文献
1) 向後千春：18歳からの「大人の学び」基礎講座－学ぶ，書く，リサーチする，生きる－．p.22-25，北大路書房，2016．
2) 酒井浩美，山﨑啓子：看護学生のための「読む力」「書く力」レッスンBOOK．p.2-39，日本看護協会出版会，2022．
3) 佐藤望ほか：アカデミック・スキルズ　大学生のための知的技法入門 第2版．p.78-60，慶應義塾大学出版会，2012．
4) 髙谷修：看護学生のためのレポート・論文の書き方－正しく学ぼう「書く基本」「文章の組み立て」－第7版．p.43-45，金芳堂，2022．
5) 福澤一吉：看護学生が身につけたい　論理的に書く・読むスキル．p.124-161，医学書院，2018．

3 　内容のまとめ方

　本の「内容をまとめる」とは，本の内容を簡潔に要約することです．読んだ内容を短くまとめ，自分の言葉で表現します．これは，本の内容を理解しやすくしたり，他者に伝えたり，後から見たときに思い出しやすくする目的があります．

　そのためには，情報を正確に取り出し，段落や章ごと，また文章全体で，論理性のある要約を書けるようにしていきましょう．要約が書けるようになると，読書の楽しみや効果を高めるだけでなく，知識や見識が広がり，語彙力や表現力も身につくでしょう．ここでは基本的なまとめ方について具体的に説明していきます．

1 　本の基本情報

　本の要約を書く前に，基本情報を記しておくことが大切です．基本情報は，本の要約の冒頭に書くと概要がわかりやすいでしょう．本の基本情報は以下のものが含まれます．

- 本のタイトル
- 著者名
- 出版社名
- 出版年

例えば，「タイトル『〇〇〇〇〇』，〇田〇子著，△△△出版，2024 年」のように基本情報を書いた後，要約を書き始めます．

2 　本の内容の流れや重要な箇所を把握する

　本の要約を書くためには，本の内容の流れや重要な箇所を把握することが必要です．要約する際に，どの情報を残し，どの情報を省くかを判断す

PART2 学習に必要なスキル

るためです．
　本の内容の流れや重要な箇所を把握する方法として，以下があります．

- 重要な文章やキーワードにチェックを付けたり，線やマーカーを引く
（ただし図書館で借りた本など，私物の本や資料以外への書き込みは禁止）
- メモをしながら本を読む
- タイトル・帯（表紙に巻き付けられている，本の宣伝を印刷した細長い紙）・目次・前書き・後書きを読む
- 文中の重要な情報・キーワードをメモする

　このように本の内容や情報を視覚的に整理することで，要約する材料を見つけていきます．

3　「著者の言いたいこと」をまとめる

　本の内容を理解したら，著者が伝えたいメッセージや主題をまとめます．これは，本の要約の骨組みとなるもので，著者の意図を尊重することが大切です．
　著者の言いたいことは，本文の中で明示的に述べられている場合もあれば，暗示的に記されている場合もあります．そのため，本文の文脈や背景を考慮することが必要です．

4　「著者の言いたいこと」をグループ分けする

　著者の言いたいことをまとめたら，さらにそれをいくつかのグループに分けます．分ける目安としては，3つくらいのグループに分けるとわかりやすいでしょう．これは，本の要約の構造を作るためのもので，本の内容を論理的に整理していくのに役立ちます．
　グループ分けするときには，本の目次や章立てを参考にするとよいでしょう．グループ分けしたものは，それぞれに見出しを付けて，本の要約の中で使います．

5　本の内容を自分の言葉で表現する

　グループ分けしたものをもとに，自分の言葉で本の内容を説明し直しま

す．これは，本の要約の本文となるもので，自分の理解を確認することができます．

　自分の言葉で説明するときには，元の文章の構造を壊さないように注意し，不要な詳細説明や専門用語は省きます．また，自分の意見や感想は加えないようにします．

6　感想や自身の考えを付け加える

　最後に，本の内容に対する自分の考えや感想を付け加えます．自分の考えや感想を書くときには，本の内容に対してどのような感情や印象をもったのか，どの部分が興味深かったか，どの部分に共感や反感を覚えたか，どの部分が学びになったのかなどを具体的に書きます．

　また，自分の考えや感想には，なぜそう思ったのかという理由や根拠を付け加えていくと，より具体的になるでしょう．自分の経験や知識，価値観などを参照して，自分の立場や視点を明確にすることができます．

　さらに，自分の考えや感想には，本の内容と自分の考えや感想との関係を示す接続詞や副詞を使って，文章のつながりをスムーズにします．例えば，「〜という点で」「〜という理由で」「〜という意味で」などを使用します．

　注意点として，著者に対して敬意をもち，その意図や視点を尊重し，批判的な態度や偏見は避けましょう．また，自分の考えや感想が，必ずしも一般的なものではないことを認識し，他の読者の考えや感想との違いを尊重するようにしましょう．

参考文献
1)　酒井浩美，山﨑啓子：看護学生のための「読む力」「書く力」レッスンBOOK．p.78-83，日本看護協会出版会，2022．

PART2　学習に必要なスキル

////////////////// 3 レポートを書く //////////////////

1 レポートとは何か

A レポートを書く前に

　大学生と高校生の大きな違いは，レポートの多さといっても過言ではありません．大学生向けのレポートの書き方のハウツー本は山のように出ています．ほかの本とよく似たことが書いてある本が多く，自分にとって最も読みやすいものを選ぶとよいでしょう．

　さて，レポート課題が出たときに，「どうやって書けばいいのだろう」と考え込んでしまう人は少なくないでしょう．なぜ，そう思うのでしょうか．以下のような気持ちになるのではないでしょうか．

- 何をどう書いたらいいのかわからない．
- 書くには書けるけど，時間がかかる．
- アルバイトや部活で忙しいので，さくっと書き上げたい．
- 引用文献，参考文献，ホームページ引用の書き方など，細かいルールがよくわからない．
- どうしても，ほかの本のコピー＆ペースト（複製）になってしまう．
- 生成 AI を使って，さっさと仕上げてしまいたい．

　そもそもレポートとは何なのでしょうか．簡単にいうと「与えられたテーマに対し，自分なりに問いを立てて，それに対する答えを，客観的な根拠をもって，論理的に書く」ものです．したがって，「テーマ」に沿っていないもの，「問い」がないものはレポートとはいえません．また，「答え」がないのもしかりです．「客観的な根拠」がなければ，ただの青年の主張です．

3　レポートを書く ●●● ━━ 133

「論理的」でなければ，読み手（多くは課題を出した教員）は理解できません
し，良い評価も得られません．

　一方，研究者が書くものに，学術論文があります．レポートと学術論文
の違いは，簡単にいうと「学術的な独自性（オリジナリティ）があるかどう
か」です．学術論文にはその内容によっていろいろな種類がありますが，
原著論文（original article）という言葉が示すとおり，オリジナリティが必須
です．テーマ（学術的問い）の設定，対象と方法，結果，結果の解釈（考察），
結論，すべてにおいてオリジナリティが求められます．

　本書では，学術論文ではなく，レポートの書き方，レポートのなかでも
「論証型レポート」について解説します．レポートには，大きく分けて報告
型と論証型があり，報告型レポートは，読んだ本や調べた内容，講義の内
容をまとめるようなものです．一方，論証型は，問いを立てて，先行研究
やデータをリサーチし，分析し，自説を論じるレポートです．

　論証型レポートのほうが難しいことは自ずとわかるでしょう．だからこ
そ，「レポートが苦手」という人が少なくないのだと思います．

　「良い論証型レポートを書くためにはどうしたらいいか」―これが，この
パートの問いです．

134

PART2　学習に必要なスキル

2　自分なりの問いを立てる

A　テーマから問いを絞る

　レポート課題では，必ずテーマが与えられます．そのテーマは，かなり抽象的なもの（例：看護のあり方について述べよ）もあれば，具体的なもの（例：日本とアメリカの看護師国家試験制度の違いについて述べよ）もあります．
　レポートのテーマが与えられたら，①そのテーマに関連する，②少し具体的な問いを，③自分で設定します．「看護のあり方について述べよ」「日本とアメリカの看護師国家試験制度の違いについて述べよ」など，どのテーマにせよ，自身が書きたいテーマ（問い）に絞るのがポイントです．
　幅広いテーマであれば，むしろ選択の幅が広いことを活かして，自分が書きやすい問いを設定することができます．かなりピンポイントなテーマの場合は，無理やり問いを立てる必要はありませんが，自分なりの問いを立てることで書きやすくなります．

B　自分なりの問いの立て方

　では，どのように自分なりの問いを立てればよいのでしょうか．
　まず，レポート課題を出した人，つまり読み手（多くは教員）が何を求めているかを考えます．レポートは，講義の後で出されることが多いでしょう．したがって，教員が講義のなかで説明した内容や強調したポイントを意識して，問いを立てるのは1つのコツです．
　レポートには常に読み手がいることを意識します．自分が書きたいことだけを自由に書いたら，評価されなくても文句はいえません．レポートは，

3　レポートを書く　135

テーマに対する書き手の主張，すなわち強いメッセージ性をもって，書面で読み手を説得するものです．書き手と読み手のコミュニケーションの手段とも考えられます．そう考えると，レポートを書くのも少し楽しくなってくるのではないでしょうか．

C 問いの立て方

1 定義を決める

「看護のあり方について述べよ」というテーマで，問いを考えてみましょう．この場合，

「これからの看護師の役割とその重要性」「看護において最も大切なものは何か」「多文化共生社会において看護師に求められること」「がんとともに生きる人々を支援する看護師の役割」「超高齢社会における看護職の役割」という問いが思い浮かぶかと思います．ここで，共通キーワードが「看護」であることがわかります．

「看護」について書くためには，「看護とは何か」，つまり「看護」の定義を理解する必要があります．看護の定義については，多数ありますので，少しピックアップしてみます．

- **フローレンス・ナイチンゲールによる看護の定義**[1]
  看護とは，（中略）すべてを，患者の生命力の消耗を最小にするよう整えること，を意味すべきである．
- **ヴァージニア・ヘンダーソンによる看護の定義**[2]
  看護とは，人々（病気のまたは健康な）を，彼らが必要な，強さ，意志または知識を備えているときならば介助なしで行うであろうような，健康とその健康の回復（または平和な死）に寄与する活動を行うのを助けることである．同様に人々ができるだけ早くそうした援助から離れられるように助けることも看護の独自の仕事である．
- 国際看護師協会[3]
  看護とは，あらゆる場であらゆる年代の個人および家族，集団，コミュニティを対象に，対象がどのような健康状態であっても，独自にまた

は他と協働して行われるケアの総体である．看護には，健康増進および疾病予防，病気や障害を有する人々あるいは死に臨む人々のケアが含まれる．また，アドボカシーや環境安全の促進，研究，教育，健康政策策定への参画，患者・保健医療システムのマネージメントへの参与も，看護が果たすべき重要な役割である．

　一般的な看護の定義を述べてから，自分の主張を展開するのは，レポートを出した側（教員）からいうと，「レポートの主旨を理解しているな」となるはずです．

2　マインドマップの活用

　さて，テーマは「看護のあり方」についてです．かなり抽象的な問いなので，具体的な問いを立てる必要があります．「何を書くか」の問いを立てるには，「ひとりブレインストーミング」が有効です．看護を中心にして思いつくことをどんどん書いていきます．

　このとき，マインドマップを使うのは１つの方法です．マインドマップとは，英国の教育者，トニー・ブザンが開発した思考ツールで，頭のなかの「思考地図」を外に出して眺めるためのものです[4]．

　中心にスタートの言葉があり，そこから360度，関連したワードやアイデアがまるで枝のように自由にのびる図です（**図1**）．

　最も大きなテーマ（言葉）を中心に書きます．次に，そのテーマより少し絞ったテーマ（アイデア）を枝のように外に向かって伸ばしていきます．アイデアは3〜7個くらいにしておくとよいでしょう．

　次に，そのアイデアに関連する言葉を，名詞・動詞・形容詞に関わらず単語1つのレベルで書きます．コツは，とらわれずに自由に書くことです．アイデアが出ないときには，講義の内容や本で得た知識のなかで，疑問に思ったことを挙げてみるとよいでしょう．

　枝が伸びることで，大きなテーマに関連した，小さなテーマがいくつかみえてきます．そのなかで，自分が最も書きたいと思ったものを問いにしてみます．問いの表現は，できるだけ具体的にします．

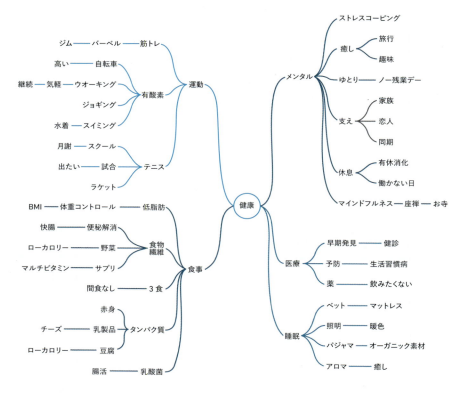

図 1　健康についてのマインドマップの例（筆者作成）

3　問いを絞る

　キーワードを複数組み合わせると，具体的になります．例えば「超高齢社会における看護師の役割と求められる能力」「小学校における医療的ケア児に対する看護師のサポートのあり方」「多職種連携における診療看護師の存在意義」等です．

　問いが絞れたところで，レポートには通常，字数制限があるため，自分が書ける問いかどうかを吟味します．あまりに壮大な問いや関連する書籍が全くない問いでは，書きたくても書けません．自分の主張の根拠となるようなデータや資料があるかどうか，提出期限内に完成できるかも問いの選択には必要な要素です．

参考文献

1) フローレンス・ナイチンゲール（湯槇ます 他訳）：看護覚え書（第8版）―看護であること 看護でないこと―．p.14-15，現代社，2023．
2) ヴァージニア・ヘンダーソン（荒井蝶子ほか監訳）：看護の原理と実際 第1巻 保健医療と看護．p.42-43，メヂカルフレンド社，1979．
3) International Council of Nurses（日本看護協会訳）：Nursing definitions．2002．
（https://www.nurse.or.jp/nursing/international/icn/document/definition/index.html）
4) トニー・ブザン（田中孝顕訳）：コミュニケーションに奇跡を起こす マインド・マップ活用術．p.8，きこ書房，2005．

3 問いに対する答えを出す

A 主張を表す

　問いが立ったら，次は自分なりの答え（解）を出しましょう．答えは，主張とも言い換えられます．主張は，自分が一番言いたいことです．主張を1文で言い表しましょう．この1文がレポートの大黒柱となります．
　「超高齢社会における看護師の役割と求められる能力」を例に解説していきましょう．

> **主張を表した文章**
> 　超高齢社会では医療サービスを受ける人が増えるため，看護師不足になる一方，在宅医療や訪問看護のニーズが高くなり，高度な看護実践能力をもつ看護師が求められる．

　レポート執筆においては，この主張を軸にぶれないように進めていきます．主張を裏付ける根拠や理由で，この軸をしっかり支えます．

B 答えを導く

　まず，自分の主張の根拠や理由となるような客観的な事実からリサーチしましょう．その手法は，「1 調べる」「2 本を読む」のパートを参考にしてください．
　リサーチした結果を吟味し，分析し，「何がどうなっているのか」「何が問題なのか」「その問題をどう解決したらいいのか」を明らかにします．

140

主張として,「〜すべき」ということを示すこともあります.

> **答えを表した文章**
> 　超高齢社会では医療サービスを受ける人が増えるため,看護師不足になる一方,在宅医療や訪問看護のニーズが高くなり,高度な看護実践能力をもつ看護師が求められる.そのため,看護師等学校養成所では学生のうちから実践的な演習やシミュレーションを行い,現場ですぐに使えるような看護実践能力を育成すべきである.

　問いと答えのつながりも意識します.文章を書いていると,全体を見ることができなくなり,知らないうちに論理がねじれてくることもあります.問いと答えを常に客観視できるようにしておきましょう.

4　論理構成を練る

A　論理構成の基本

　問いと答えがはっきりしたら，レポートを書き始めることができます．
　まず，アウトライン（骨子，大まかな筋道，ストーリー）を決めます．問いに対する答えをどう書くか，どんなふうに根拠付けていくか，これがアウトラインです．
　レポートで重要なことは，「問い＋答え＋答えの根拠」を明快かつ的確に書くことに尽きます．そして，問いと答えの一貫性を保つ（ねじれがない）ようにします．極端なことをいうと，序論（＋結論）を読むだけで，読み手が内容を理解できるようにしておく必要があります．

B　レポートのフォーマット

　レポートには，基本的な型（フォーマット）として，「序論・本論・結論」があります．この型に沿って書くのが，書き手にも読み手にとっても共通のルールです．字数のバランスも大事です．図2にバランスの目安を文字

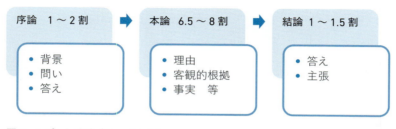

図2　レポートの型（フォーマット）

数の割合で示します．

　序論では文章の内容全体を予告，本論ではその内容を詳しく論じ，最後に結論で文章の内容を要約します．この流れで書くことが，大学のレポートでは求められています．

1　タイトル

　レポートのタイトルは，読み手が最初に見るところです．したがって，読み手の興味を惹きつけるような表現にする必要があります．「読んでみよう」と思えるような魅力あるタイトルにしましょう．

　そのためには，①具体的な表現にすること，②問いを盛り込むことがポイントです．レポートのタイトルによくある「○○について」は，漠然としていて，具体的な内容が盛り込まれていないので，使わないようにしましょう．

　体言止め（名詞で終わる）のほかに，疑問文の形にするのも，読み手に問いかけるようでインパクトがあります．「超高齢社会における看護師の役割は何か」と書いてあると，「何？」と思って，つい読みたくなりませんか？

　また，副題を付けると，タイトルをより具体化できます．「超高齢社会における看護師の役割－終末期医療における意思決定支援－」とあると，高齢者の終末期医療における意思決定支援に看護師がどう関わるのか，といったことが書かれていると想像できます．

> **タイトルを付けるときのポイント**
> - 具体的な表現にする．
> - 問いを盛り込む．
> - 「○○について」は使わない．
> - 体言止め（名詞で終わる），疑問文の形を活用する．
> - 副題を付ける．

2　序論

　序論では，このレポートで何を明らかにしたいのかを書きます．背景，問題提起，問い，答えを盛り込みます．序論だけ読めば，書き手が何を言

いたいのか明確にわかるようにします．そうすると，読み手が文章の流れをイメージしやすく，理解しやすくなります．映画に例えるなら，予告編と考えるとよいでしょう．

① 背景を示す

　背景は，問いを立てるに至った経緯を書きます．今，どんな状況なのか，何が問題なのか，何が明らかになっていて，何がまだ明らかになっていないのか．自分がリサーチした先行研究やすでに出ているデータ等から構成します．

　問いは，このレポートで自分が明らかにしたいことです．レポートの核といえます．前述したように，タイトルとリンクしている必要があります．「このレポートは〇〇について論じる」ということを最初に示すのです．

　その際の表現のパターンは，主に4種類あります[1]．「超高齢社会における看護師の役割－終末期医療における意思決定支援－」のレポートを例に挙げていきましょう．

説明予告型：本稿では，高齢者の終末期医療における意思決定支援に対する看護師の役割について説明する．

問題提起型：高齢者の終末期医療における意思決定支援に対する看護師の役割には，どのようなものがあるだろうか．／看護師が高齢者の終末期医療における意思決定支援をするのはなぜだろうか．

存在宣告型：看護師による高齢者の終末期医療における意思決定支援のポイントは3つある．（→本論で①②③などナンバリングして書く．数を一致させる．）

位置予告型：高齢者の終末期医療における意思決定支援に対する看護師の役割は，以下のとおりである．

② 答えに触れる

　答えは，問いに対するものです．「え？　答えは結論で書くのでは？」と思った人もいるかもしれませんが，序論で触れておくことをお勧めします．読み手にある程度伝えておくことにより，どんな内容のレポートなのか，書き手が何を言いたいのかをイメージしながら，先を読むことができるため，読み手のストレスが減ります．この観点からいうと，序論と結論はリンクして書かれるべきです．

PART2　学習に必要なスキル

③ 書き出しを工夫する

　タイトルと同じく，序論の書き出し（最初の1文）は，読み手の興味を惹く重要な部分です．「え，どういうこと？　先を読みたい」と思えるような文章にするとよいでしょう．とはいえ，どんな書き出しがよいか，なかなかイメージできないかもしれません．そこで，文豪の文章を参考にみてみましょう．

「吾輩は猫である．名前はまだない．」[2]

　夏目漱石の『吾輩は猫である』の書き出しです．小説のタイトルと書き出しが全く同じで，インパクトがあります．そもそも主人公が猫というだけで，かなり興味を惹きますが，名前がない，ということから，「まだ幼い猫で，野良猫だったが拾われたばかり？　またはこの家に迷い込んだ？」と想像が掻き立てられます．

「完璧な文章などといったものは存在しない．完璧な絶望が存在しないようにね．」[3]

　村上春樹のデビュー作，『風の歌を聴け』の書き出しです．セリフから始まっているのもかなり印象的ですが，「完璧」，「存在しない」と同じ言葉を繰り返し，文章のリズムもとてもよいです．「完璧な絶望」の意味も不明瞭で，「作者は何を言いたいのだろう？」と先を読みたくなります．
　文豪のような書き出しにするのは難しいとしても，良い書き出しが読み手の興味を惹くことは実感できたと思います．読み手があなたのレポートに初めて目を通すとき，関心をもって，スムーズに読み進めてもらえるような書き出しにしましょう．
　序論と結論は類似する部分が多いため，本論は後に回して，序論と結論から書き始めるのも1つの方法です．

3　本論

　レポートの本体にあたり，最も多くの字数を要するところです．序論で書いた問いに対する答えを，理由や客観的な根拠をもって詳しく説明，つ

まり論証します.「私がそう思うから正しい」のではなく,「私はそう思う.それは〇〇だからだ」, ここをしっかり展開することで, 単なる青年の主張や感想文にならずに済みます.

① 段落を分ける

　本論は, 問いに対する答えを, 説得力をもって読み手に伝える部分で, リサーチした結果を書きます. 分量としては最も多いので, 書いているうちに, 堂々巡りになったり, 主語述語がねじれてしまう可能性があります. ねじれとは, 主語と述語だけをつなげて読んだときに, 主語と述語が合っていない状態をいいます. それを避けるために, 本論を 800 字で書くとしたらおおむね 3 〜 4 段落に分けて書きましょう. 1 つの段落（内容的に関連のある複数の文）につき, 1 つのトピック（話題）とし, トピックは段落の冒頭にもってくるようにします.

② 最初に重要なことを提示する

　最初に重要なことを提示するのは, 話すときと同じく, レポートを書く際のコツです. 日本語の構造は, 文法上, 最後まで文章を読まないと, 肯定か否定かわかりません. 一方英語では, 文法上, 肯定文か否定文かは文の初めでわかります. 結論を先に伝えるほうが, 話がわかりやすくなります. 日常会話で例えてみましょう.

　友達に食事に誘われたけど, アルバイトが入っていていけないと断る場合

［理由が先, 結論が後のパターン］

　今夜はアルバイトがあって, 代わりの人も見つけられないので, ごめんなさい, 行けないわ.

　I have a part-time job tonight and can't find a replacement. Sorry, I can't come.

［結論が先, 理由が後のパターン］

　ごめんなさい. 行けないわ. 今夜はアルバイトがあって, 代わりの人も見つけられないの.

　Sorry I can't come. I have a part-time job tonight and can't find a replacement.

　［結論が先，理由が後のパターン］のほうが，誘った人が最も知りたいこと（食事に来るのかどうか）が先に伝わります．

③ 根拠を示す

　書き手の主張の根拠とするためには，信頼できる根拠を示す必要があります．引用文献は出典が明らかなものにします．インターネットで検索すると，非常に多くの資料が簡単に手に入ります．

　ただし，インターネットには間違った解釈や事実ではないことが書かれている場合もあります．情報源の信頼性や客観性の確認は重要です．例えば，データなら，国や政府機関が出しているもの，信頼のおける会社や団体（学術団体，社団法人等）が出しているもの，それぞれの分野を代表する機関や専門家が書いているもの，著者の引用の仕方が正しいものがよいでしょう．

　しかし，過信は禁物です．データを複数突き合わせて，情報の真偽を確認することも重要です．学術論文なら，査読制度があり，"研究者が書いているから大丈夫だろう"と思ってしまいがちですが，不正論文は存在しており，不正の結果，後に取り下げられることもあります．引用の場合は，オリジナルの資料を自分の目で確かめる必要があります（孫引きは禁止）（後述）．

　自分の主張を裏付ける根拠を味方と例えるとしたら，敵，つまり，反対の根拠をあえて取り上げて批判することで，自分の根拠がより強化されます．これは，非常に高等なテクニックですが，有効に使うことで，かなり説得力が増します．この場合，注意することは，悪口を書いたり，あら探しをしたりすることではありません．著者の論理的矛盾を探し，誤った見方を正したり，不十分な点を明らかにしたりすることです．それを補うのが自分のレポートであると位置付ければ，レポートの存在意義が増します．

4　結論

　結論では，これまでの論述を簡潔にまとめ，著者が最も言いたいこと，つまり立てた問いに対する答えや主張の要点に絞ります．「これが言いた

かったのか」と，読み手の印象に残るようにします．場合によっては，今後の課題や展望などを書くこともできます．決してしてはいけないのは，序論や本論で全く書いていないことを初めて結論に書くことです．

　割合的には字数全体の 1 ～ 1.5 割程度なので，洗練され，かつ端的な文章にします．結論は，序論や本論に書いた要点の繰り返しになりますが，同じ文章のコピー & ペースト（複製）は好ましくありません．表現の仕方を変えましょう．

　字数は，序論よりも若干短めのほうが，バランスが良いと思います．読み手にとって読後感が良く（疑問を残したままにしない，悪印象を与えない等），印象に残る表現にします．

参考文献
1)　石黒 圭：この 1 冊できちんと書ける！　論文・レポートの基本．p.184，日本実業出版社，2012.
2)　夏目漱石：吾輩は猫である．1906.
3)　村上春樹：風の歌を聴け．講談社，1979.

5 引用・参考文献を記載する

A 適切な引用とは

　レポートや論文を書く際に絶対にしてはいけないことは，他者の書いた文章をあたかも自分の文章のように書くことです．これを盗用または剽窃といいます．研究や文章は知的財産ともいえます．それを，本人に無断で盗むのは著者に対するリスペクトのかけらもない行為で，絶対に許されません．

　場合によっては，学生でも懲戒処分を受ける可能性があります．大学教員が他者の論文の盗用を行ない，解雇などの重い処分を受けることも実際に起こっています．学位論文に不正があった場合は，学位が取り消されることもあります．また，自分が過去に書いた論文であっても，引用を適切に行わないと，自己盗用といって厳しく非難されます．

　しかし，まったく他者の文章を引用せずにレポートを書くことはできません．引用により自分の答えや主張がより根拠付けられますし，または他者の主張に反論することで自分の主張の正当性がさらに強まります．

　引用をしてはいけないのではなくて，引用する場合には"適切に記載"する，このルールを守ることが重要です．レポートのなかで，どの部分が他者の文章なのか，その文章はどこに掲載されているのか，つまり出典を明らかにすることが必須です．

　出典を明らかにしたからといって，引用を多用してレポートを作成していいわけではありません．いわゆるコピー＆ペースト（複製）ばかりのレポートはよくありません．あくまでも引用は，自分の主張を根拠付けるために用いるべきです．

　では，どのように引用すればよいのでしょうか．以下に説明していきます．

B　直接引用と間接引用

　直接引用とは，著者の文章をそのまま，一字一句引用することです．一方，間接引用は，文献の一部を要約して，自分の文章のなかに取り込む方法です．要約引用ともいいます．

1　直接引用

　直接引用の場合は，引用個所を「」書きにします．量的には，3行くらいをめどにします．それ以上の場合は，ブロック引用といって，本文と引用部分の間を1行あけ，引用部分のスタートの頭を一字下げて書きます．本文には「以下のように述べている．」と書き，引用が始まることを示します．

　直接引用の場合は，たとえ誤字脱字があってもそのまま書く必要があります．原文をそのまま引用したので，(原文ママ) または (ママ) と加えます．自分の転記ミスではないということを示すことにもなります．

2　間接引用

　間接 (要約) 引用は，著者の文章を簡潔にまとめたものです．著者の言うことを的確に理解したうえで，要約する必要があります．文章の初めに著者の姓を入れ，「〇〇 (年) は，・・・と述べている」と書くこともあります．また，間接引用の最後に (〇〇，年) と書くこともあります．いずれにせよ，指定された文献表記の方法に従う必要があります．

C　孫引きの禁止

　孫引きとは，自分が直接原文から引用するのではなく，ある著者が引用した文章をそのまま原文を確認せずに引用することです．その文献を引用した著者が元の文章を正しく引用していなかったり，誤解をしていたりす

る場合もあります．

　孫引きが横行すると，誤った引用が繰り返される可能性があり，自分のレポートに対する信頼性が失われます．自分の目で見ていない文献をあたかも見たかのように引用してはいけません．

D　文献リストの様式を守る

　引用文献や参考文献のリストを文末に掲載します．リストがあることで，読み手が文献に当たることができます．また，読み手が関連分野の資料を探すのに役立ちます．細かい引用の仕方や文献リストの様式は，分野によって異なる場合や指定されている場合があります．

　様式を守ることは細かい作業になりますが，とても大切なことです．微細な部分にまで気を配ることは，レポートの完成度を高めるためにはとても重要です．詳しくは，p.154～156を参照してください．

6 形式・体裁を整える

A　レポートの基本構成

　レポートの基本構成（要件）は「表紙，序論，本論，結論，引用文献・参考文献リスト」の5項目です．表紙が求められないこともあるので，レポートの出題要件をよく確認し，必ず守りましょう．

　レポートの基本構成を守らなければならないのは，①視覚的に何が書いてあるのかわかりやすく，②レポートの基本構成を守っているかどうかが評価の対象になるからです．ここでも，読み手の存在を意識することが重要です．

B　表紙の作成

　表紙には，レポートの基本情報を書きます（**図3**）．基本情報は，提出年月日，科目名，担当教員，レポートのタイトル，書き手の所属，学籍番号，氏名などです．大学によっては，記載項目，レイアウト（余白，フォントの種類とサイズ等）が指定されていることもありますので，注意が必要です．特に指定がなければ，記載項目を1枚にバランス良く書きます．

　表紙は，読み手が最初に見るものです．必ず指定された項目を守り，美しく仕上げましょう．なお，表紙にはページ番号は不要です．

PART2　学習に必要なスキル

C　序論・本論・結論の作成

　項目ごとに見出し（大・小）を設けます**（図4）**．見出し番号の付け方（1．2．（1）（2）①②）が決まっている場合はそれに従います．

　指定されたレイアウト（余白・行間・改行・図表・フォントの種類とサイズなど）に注意します．特に指定がない場合は，余白は文書作成ソフトウエアの標準設定を使用します．1ページ当たりの文字数・行数は指定されることが多くありますが，指定がない場合は文字数40字，行間は1.0〜1.15ポイントが読みやすいです．フォントの指定が特になければ，多用されているものを使用し，Wordの場合，MS明朝がよいでしょう．近頃は，誰にとっても見やすく読みやすいというコンセプトでつくられたUD（ユニバーサルデザイン）フォントも多く使われます．

　フォントサイズは，本文10.5〜12ポイントが読みやすいでしょう．大見出しは本文より1ポイントくらい大きくすると，バランスが良くなります．

　図表の挿入については，p.156〜159を参照してください．

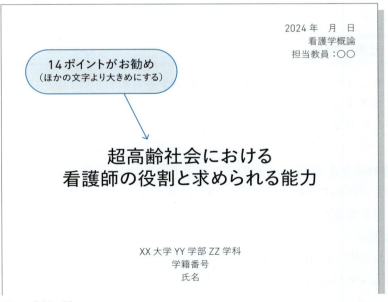

図3　表紙の例

3　レポートを書く　153

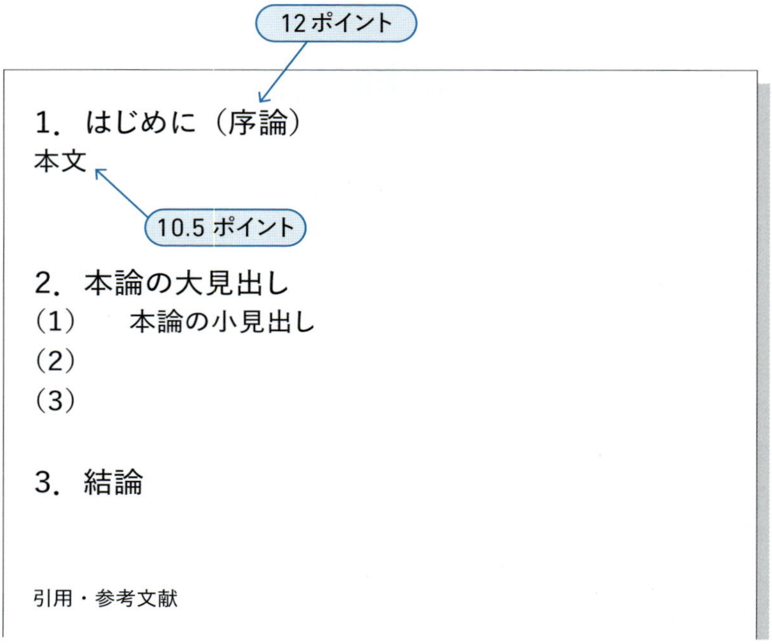

```
┌─────────────────────────────────────────┐
│            ╭──────────╮                   │
│            │ 12 ポイント │                   │
│            ╰──────────╯                   │
│                  ↓                         │
│   1．はじめに（序論）                       │
│   本文                                      │
│       ╲   ╭─────────────╮                  │
│        ╲  │ 10.5 ポイント │                  │
│           ╰─────────────╯                  │
│   2．本論の大見出し                          │
│   （1）    本論の小見出し                     │
│   （2）                                      │
│   （3）                                      │
│                                             │
│                                             │
│   3．結論                                    │
│                                             │
│                                             │
│   引用・参考文献                              │
└─────────────────────────────────────────┘
```

図4　序論・本論・結論のレイアウト例

D　出典の記載方法と文献リストの作成

1　出典の様式

　参考にした文献や資料の出典を所定の様式で書きます．引用には，著者年方式（ハーバード方式）と脚注方式（バンクーバー方式）の2つがあります．いずれも文末に文献リストを付けます．

① 著者年方式（ハーバード方式）
　本文中に出典として，著者名，発行年を（ ）を使って表記します．文末に，筆頭著者の姓のアルファベット順に文献をリスト化します．

記載例

　朝居（2023）によると，….

　…は…である（朝居，2023）．

② 脚注方式（バンクーバー方式）

引用箇所に上付きの注番号を振って，引用した順番に文献をリスト化し，文末に掲載します．数字表記は，1　2　(1)　(2) 等があり，出題者の指定に従うようにしましょう．

> 記載例
> …は…である[1]．

2　書き方の例

引用文献・参考文献の書き方は，いろいろありますが，特に指定がない限り，その専門分野でよく使われているものを選択するのが無難です．最低限必要な情報は，著者名，論文（著書）名，発表年，出版元です．以下，よく用いられる方式で，論文の書き方例を示します．

① APA（アメリカ心理学会）[ハーバード方式]

社会科学分野（心理学や社会学など）を中心に用いられます．著者名の後に出版年を提示し，英語文献の場合は掲載誌名と巻号数は斜体で表示します．詳しくは，『APA style 7th edition Common Reference Examples Guide (https://apastyle.apa.org/instructional-aids/reference-examples.pdf)』を参照してください．

著者名．（出版年）．論題．掲載誌名，巻号数，ページ数．

> 記載例
> 朝居朋子，伊藤美保．（2023）．医療系学生のための「やさしい日本語」－表現力とコミュニケーションのマインドを学ぶ．看護教育，64，734-740．

② NLM（米国国立医学図書館）[バンクーバー方式]

医学・生物学分野でよく用いられるスタイルです．詳しくは，『Citing Medicine, 2nd edition (https://www.ncbi.nlm.nih.gov/books/NBK7256/)』を参照してください．

著者名 . 論題：掲載誌名 . 出版年；巻数，号数：ページ数 .

記載例

朝居朋子，伊藤美保 . 医療系学生のための「やさしい日本語」−表現力とコミュニケーションのマインドを学ぶ：看護教育 . 2023; 64: 734-40.

③ SIST02（科学技術情報流通技術基準）［ハーバード方式］

日本語文献で使用されることが多いスタイルです．

著者名 . 論題 . 掲載誌名 . 出版年，巻数，号数，ページ数 .

記載例

朝居朋子，伊藤美保 . 医療系学生のための「やさしい日本語」−表現力とコミュニケーションのマインドを学ぶ . 看護教育 . 2023, 64, 734-740.

E 図表の扱い方

1 図表とは

図表を効果的に用いると，読みやすくなるだけでなく，説得力が増します．

図（figure）は，多くの情報を一目で直感的にわかるように盛り込むことができます．グラフ，フローチャート，イラスト等があります．

表（table）は，正確な情報や数値を整理して盛り込むことができます．田のようなデザインです．

2 図表の使い方の例

図表の使い方の例を，総務省統計局『統計からみた我が国の高齢者−「敬老の日」にちなんで−』から高齢者人口の割合でみてみましょう[1]．

以下の2つの図表は，「日本の高齢者人口の割合は，世界で最高」という見出しの文章のなかに挿入されています（ここでは，図表の説明に用いるので，上下逆にしています）．

図5A は，主要国（G7 + α）の高齢者人口の割合の比較です．青（65 ～ 74

PART2　学習に必要なスキル

A 主要国における2023年の高齢者人口の割合を比較すると，65～74歳及び75歳以上の双方で，日本が最も高くなっています．（図3）

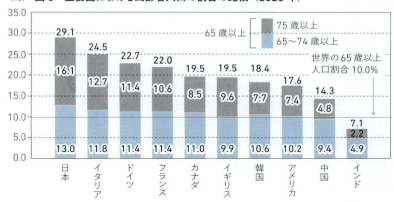

図3　主要国における高齢者人口の割合の比較（2023年）

資料：日本の値は，「人口推計」の2023年9月15日現在
　　　他国の値は，Wold Population Prospects: The 2022 Revision (United Nation) における将来推計から，
　　　2023年7月1日現在の推計値

B 2023年の高齢者の総人口に占める割合を比較すると，日本（29.1％）は世界で最も高く※，次いでイタリア（24.5％），フィンランド（23.6％），マルティニーク（23.5％）などとなっています．（表3） ※人口10万人以上の200の国及び地域中

表3　高齢者人口の割合（上位10か国）（2023年）

順位	国・地域	総人口（万人）	65歳以上人口（万人）	総人口に占める65歳以上人口の割合（％）
1	日本	12442	3623	29.1
2	イタリア	5887	1440	24.5
3	フィンランド	555	131	23.6
4	マルティニーク	37	9	23.5
5	プエルトリコ	326	76	23.4
6	ポルトガル	1025	239	23.3
7	ギリシア	1034	239	23.1
8	クロアチア	401	91	22.7
9	ドイツ	8329	1895	22.7
10	ブルガリア	669	149	22.3

資料：日本の値は，「人口推計」の2023年9月15日現在
　　　他国の値は，Wold Population Prospects: The 2022 Revision (United Nation) における将来推計から，
　　　2023年7月1日現在の推計値

図5　図表の例
（総務省統計局：統計トピックス No.138 統計からみた我が国の高齢者－「敬老の日」にちなんで－．2023．https://www.stat.go.jp/data/topics/topi1380.html）

歳），グレー（75歳以上）ともに日本が最多であることが一目瞭然です．インド以外，日本を含む9ヵ国で，世界の65歳以上の人口の割合10％を超えている（10.0％の横線の上）ことも明らかです．

棒グラフは，データの大小が棒の高低で表されるので，データの大小を比較するのに適しています．グラフは，データの特徴や傾向を示すのに有効です．効果的なグラフの種類（棒グラフ，円グラフ，折れ線グラフ等）を選びましょう．

一方，**図5B**は表です．各国の総人口，そのうちの高齢者人口，そしてその割合が示されています．「これも棒グラフでいいのでは？」と思った人もいるかもしれませんが，数の違いが大きすぎて（総人口37万人〜12,442万人），棒グラフにすると，目盛が30〜13,000（万人）となり，棒グラフの比較では逆に見にくくなってしまう可能性があります．また，表はグラフと比べて情報量が多く，文字と数字で構成され，データを一覧表示するのに適しています．

3　図表の挿入方法

図表の挿入は，①本文中に図表を用いる予告，②図表の挿入，③図表の内容説明，④自分の主張や意見，という流れで行います．

① 本文中に図表を用いる予告

図表が文章中において何を示しているのかについて，予告と説明を入れます．一般的に，予告は図表の前に挿入し，説明は図表の後に挿入しますが，説明は図表の前に挿入される場合もあるため（上記引用の図表のとおり），文脈次第でわかりやすい順序にしましょう．

記載例
主要国における2023年の高齢者人口の割合を**図3**に示す．

② 図表の挿入

図表を挿入して「通し番号とタイトル」を付けます．図は図ごとに，表は表ごとに通し番号を付けます（図1，図2，…表1，表2，…）．タイトルで，図表の内容を端的に表現します．

158

PART2　学習に必要なスキル

記載例
図3　主要国における高齢者人口の割合の比較（2023年）

③ 図表の内容説明

引用した図表の下には，出典を示します．別途補足を加える必要があれば，注も加えます．

④ 自分の主張や意見

図表を示した後で，必ず自分の主張や意見を述べます．

4　タイトルの位置

通常，図のタイトルは図の下に，表のタイトルは表の上に付けます（引用した総務省統計局の資料は，図の上にタイトルが付いています）．

F　レポートの形式

1　文体

文体は，常体（だ．である．）です．「です」「ます」ではありません．語尾は，断定するほうが主張は強くなります．「と考える」では，主張が弱くなってしまいます．「と考えられる」を使うほうが，客観的なニュアンスが出ます．

2　段落

段落を適切に付けます．1パラグラフ1トピック（1つの段落に1つの主張）とし，1段落は200〜300文字程度を目安とします．段落の区切りを付けるのは難しい場合は，書き手，または読み手に一息入れてほしいところで段落を区切るとよいでしょう．段落の最初は1文字下げます．

3 　主語と述語

　　主語を文のなかに入れ，主語と述語のねじれがないようにします．1文が長くなると，主語と述語がねじれやすくなります．

　　文をつなげるときは，接続詞を使います．1文のなかから，主語と述語を抽出し，対応しているかどうか，常に確認しましょう．「一文一義」の原則，つまりそれぞれの文が一つの主要な情報，または思考を伝えるようにすることが重要です．

4 　句読点

　　句読点を適切に付けます．句点（。）は文末に付けます．1文は60〜80字程度にします．読点は，文脈のなかで意味の区切りを付け，文章にリズムを与え，読みやすくすることが役割です．20〜30文字程度に1回付けるのがよいとされています．

　　読点（、）を打つ場所は基本的に「声に出して読んだときに，間をおく場所（息継ぎの場所）」と理解しておくとわかりやすいでしょう．「ね」を入れて読むと，適切な間を置く場所がわかりやすくなります（…ね，間…）．

　　そのほかには，接続詞・接続助詞のあと（しかし，…）．強調したい部分に打つ（ロミオ，だけが好き．）．長い主語・目的語・述語等，誤解を招きそうな部分に打つ（私がロミオを好きな理由は，…）．並列している語句の後（おぉ，ロミオ，ロミオ）に打つとよいでしょう．

G 　レポートの体裁

　　レポートの外見的な体裁を整えることも重要です．読み手がスムーズに読み進められるように配慮しましょう．また，印刷した場合，綴じ方など取り扱いがしやすいように注意することも必要です．

1　体裁を整えるうえの留意点

① チェック
提出前に入念にチェックして，決して誤字・脱字がないようにします．

② ページ番号
ページ番号を入れます．本文のページのフッター（ページの下部）中央に連番で入れます．

③ 文字数
指定された文字数を守りましょう．今や，ほとんどのレポートは手書きではなく，文書作成ソフトウエアで作成します．文字数が指定されている場合，例えば「1,000字以内」なら1割減，900字を下らないようにしましょう．「1,000字程度」なら，1,000±1割とし900～1,100字と考えます．

④ 綴じ方
現在，A4サイズの用紙に横書きが主流です．横書きレポートを紙で提出する場合は，ばらばらにならないよう，左上1か所45度の位置にホチキス止めをします（読み手が読みやすいはずです）．指定されている場合は（例：左端上下2か所にホチキス，ペーパーファスナーを使う等）そのとおりに綴じます．これは，提出する際のマナーと心得ます．

2　電子データで注意すること

電子データで提出する場合（PDFなど）は，文字化けやフォーマットの崩れがないようにチェックします．ファイル名の付け方が指定されている場合は従います．特に指定がなければ，学籍番号・氏名を付けると，読み手は管理・検索がしやすくなります．

H レポートの完成度を高めるコツ

　最後に，レポートの完成度を高めるコツをお伝えします．

　レポート（原稿）を書いたら，提出前に一晩置いて，翌日印刷して読みましょう．パソコンやタブレットに向かってずっと書いていると，頭が書き手モードになっています．ここで，読み手モードに切り替えて，印刷したものを読み手の立場になって読むことで，論理の矛盾，誤字脱字，主語述語のねじれ，同じ接続詞の連続使用（また，また，また）に気づくことができます．文書作成ソフトウエアで作成している場合，切り貼り，移動もしやすいので，編集も楽にできます．場合によっては，剽窃チェッカー（ウェブからの剽窃がないかチェックするネット上のサービス）を使い，盗用・剽窃がないことも確認します．

　生きている限り，仕事をしている限り，文章を書くという機会はとても多くあります．学生の間にレポートを書き慣れておくことで，卒業論文や研究論文，就職の自己 PR 書，企画書や依頼状，顧客アンケートのまとめ等のビジネス文書，インシデントレポートや始末書（書かないで済むことを祈ります）までも，読み手にとって明快な文書が書けるようになるはずです．

　文章を書くことは，脳のアウトプットの行為でもあり，自己表現，コミュニケーションの手段でもあります．あなた自身のオリジナリティを大切にして，読み手を常に意識して，文章を書きましょう．あなたの書いた文章が誰かに引用されるかもしれません．それは望外の喜びだと思います．書けば書くほど，文章は上手になり，早く書けるようになります．「書く」という自己表現の楽しさに気づいていただければ幸いです．

参考文献

1）総務省統計局：統計トピックス No.138 統計からみた我が国の高齢者－「敬老の日」にちなんで－. 2023.
https://www.stat.go.jp/data/topics/topi1380.html

2）American Psychological Association：APA style 7th edition Common Reference Examples Guide.
https://apastyle.apa.org/instructional-aids/reference-examples.pdf

3）National Library of Medicine：Citing Medicine, 2nd edition.
https://www.ncbi.nlm.nih.gov/books/NBK7256/

PART2 学習に必要なスキル

4 伝える（プレゼンテーション）

1 充実した発表内容にする

A　プレゼンテーションとは

　大学では，学修・調査・研究内容やグループワークの成果を発表する機会が多くあり，その発表をする1つの方法として「プレゼンテーション」があります（**図1**）．

　プレゼンテーションとは，複数の人に対して行われる説明やデモンストレーションのことを指します．大学では，パソコンのソフトウェア（Microsoftの『PowerPoint』，Appleの『Keynote』，Googleの『Google Slides』など）を使用してプレゼンテーションのスライドを作成し，その内容に沿って発表する形でプレゼンテーションが行われています．

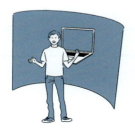
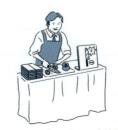
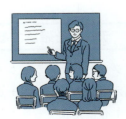

企業の製品発表会　　　スーパーやデパートでの実演販売　　　大学での研究発表会

図1　プレゼンテーションの例

B　伝えたい情報を正確に伝える

　プレゼンテーションで重要なことは，聴衆に対して「伝えたい情報」を正確に伝えることです．ただスライドを準備して内容に沿って喋っている

だけでは，聴衆は飽きてしまいます．また，聴衆が興味をもってプレゼンテーションを聴取していたとしても，準備したスライド等の媒体の情報量が多すぎたり，少なすぎたりすると聴衆は発表者が伝えたかった内容が十分に伝わらなくなります．また，よい媒体を準備していたとしても，発表者の態度によっても情報が伝わらないことがあります．

　プレゼンテーションで注意しなければいけない点を把握し，資料作成や発表をすることで,よりよいプレゼンテーションができるようになります.この章では，大学でよく行われるパソコンで作成したスライドを使用したプレゼンテーションの方法について説明します．

C　プレゼンテーションの準備

1　調査を行う

　研究や学修成果を発表する機会がある場合，プレゼンテーションを計画する前に必ず発表内容について調査をする必要があります．より良い発表にするためには，発表内容に関する調査を十分に行ったうえで，プレゼンテーションの計画や資料作成を実施しなければなりません．

2　テーマを確認する

　プレゼンテーションでは，発表会のテーマを確認することが重要です．例えば，グループワークの発表会では，グループで話し合った内容や活動を中心に発表する必要があります．個人の考えやグループワークから逸脱した内容を発表することは避けなければなりません．

　資料を作成する際には，発表会のテーマと作成したスライドの内容が一致しているかを確認する必要があります．

　発表の準備段階でスライドの作成やグループでの話し合いが進むにつれ，いつの間にか，発表会のテーマと準備している発表内容が逸脱してしまうことがあります．そのため，発表前やスライドが完成した時点で，発表会のテーマがどのようなものか，発表内容がそのテーマに沿っているかを確認することが必要です．この作業によって，発表が円滑に進行し，聴衆に適切な情報を伝えることができます．

2 見やすい資料にする

A 構成

1 基本的な情報から始める

　プレゼンテーションでは，自分が理解していることが相手にも伝わるかどうかを確認することが重要です．発表者自身はテーマについて十分に調査し，詳細な知識をもっているかもしれませんが，聴衆はそのテーマに初めて触れる可能性があります．

　専門家なら，基本的な説明が不要だと思いがちですが，初めて聴く人もいることを考慮して，基本的な情報を省略せずに伝えることが重要です．もし基本的な内容を省略してしまうと，聴衆が理解できない発表になってしまう可能性があります．そのため，基本的な情報からスタートし，徐々に専門的な内容に進んでいく構成にします．

2 論理的に構成する

　プレゼンテーションでは，発表の内容が論理的に構成されている必要があります．「論理的」とは，話している内容にきちんとした道筋が立っていることです．つまり，プレゼンテーションを聴いた相手が発表者の主張に納得できる道筋で説明がされていることが重要です．

　発表内容が論理的に構成されているかどうか確認しましょう．自分が専門的な知識を学んでいるがゆえに，基本的な説明が抜けてしまっていないかを再確認することが必要です．聴衆にとって理解が可能で，論理的な流

れをもつプレゼンテーションがより効果的です.

　論理的な思考は,プレゼンテーションだけではなく,普段の会話やグループワークでの発言時など他者に自分の考えを伝えるときに必要な技術となります.

　論理的に発表を行うためには,以下の点に注意する必要があります.

① 一貫性

　発表内容に矛盾がないように構成する必要があります.発表の前半と後半で主張している内容が変わってしまうと,発表者が何を伝えたいのかわからなくなってしまいます.

② 妥当性

　発表で述べた結論は,正確な情報や適切な推論のもとに導き出されたものであることが必要です.飛躍した推測や個人的な展望をもとにした結論では説得力が欠け,聴衆が納得できない結論となってしまいます.

③ 根拠の正確性

　発表者が何かを主張する場合,どのような情報をもとにそのような結論が出されたのかを示す必要があります.プレゼンテーションを実施する前に調査した内容を発表に取り入れ,聴衆が納得する根拠を示すようにします.そして,その根拠が正確で適切であることを確認します.

④ 構造

　スライドを使用してプレゼンテーションをする場合,導入から本文,結論と順を追って発表を行い,結論を出した過程を聴衆に示します.この手順を踏むことで,聴衆は発表者の結論が導き出された過程を把握でき,理解しやすくなります.

3　適切な量での構成

　グループワークの発表会や研究発表会では,発表時間が設定されています.そのため,発表時間に合わせて発表するスライドの枚数を調整したり,発表内容を取捨選択したりする必要があります.

PART2　学習に必要なスキル

　どのくらいの量が適切なのかは一概にいえませんが，重要なのは発表時間内で効果的に伝えることです．短時間の発表では膨大な研究結果や調査結果を詳細に述べることは難しく，調査の方法などを説明するだけで時間が経過してしまうこともあります．そのため，発表者は，発表時間に合わせ適切な内容を選定する必要があります．

　発表内容が膨大な量になると，早口になりやすくなり，スライドも複雑になりがちです．聴衆が何を理解すべきかが曖昧になり，伝えたいメッセージが失われる可能性があります．発表構成を考え，時間に合わせたコンパクトな形に整理することが必要です．

　人が1分間で読める文字の量は約400字とされています．したがって，スライドには400字程度の文字を掲載するよう心掛けると，聴衆が情報を理解しやすくなります．文字数を絞り，ポイントを明確に伝えるスライドを作成することが重要です．

B　スライドの作成

　プレゼンテーションを実施する際には，発表時に使用するスライドを準備します．スライドの作成には決まったルールはありませんが，自己満足を得るためのスライドではなく，聴衆にとって見やすく，理解しやすいスライドにする必要があります．

1　文字の大きさ

　スライドを作成する場合，文字の大きさを意識する必要があります．あまり小さい文字にすると，文字が読みづらくなりますし，大きすぎる文字では，スライドに載せられる情報が少なくなってしまいます．

　また，スライドごとに文字の大きさを変えてしまうと，見づらいスライドになるため，全体である程度統一した文字の大きさにする必要があります．

2　図表の活用

　文字だけではなく，図表を挿入すると見やすいスライドになります．例

4　伝える（プレゼンテーション）　167

えば，多くの対象に実施した調査の結果をスライドに載せる場合，文字や数字だけでその結果を表現しようとすると，情報量が多くなり，一目しただけではその結果がわからなくなってしまうため，グラフや図表を用いて結果を表現します．

このように，文字だけでは伝わらない情報や聴衆の興味を惹くような写真や図表を載せるとよいでしょう．ただし，興味を惹こうとして，関係のない図表を入れてしまうと聴衆の集中力を削ぐことになりかねません．図表は発表者が伝えたい内容に合った適切なものを使用することが大切です．

3　スライドの例

前述したように，文字の大きさや図表の活用だけではなく，フォントの種類や色，オブジェクト（図形や画像など）の配置などを工夫すると，より見やすいスライドになります．例をみながら，説明していきましょう．

図2は自己紹介とタイトルのスライドです．同じ文章で文字の大きさも同じですが，左から順に砕けた形のフォント，丸みを帯びたフォント，明朝体などの教科書で使用されるフォントと種類を変えています．フォントによって，スライドから受ける印象が変わることがわかると思います．このように，相手に与える印象に配慮し，発表するテーマに合ったフォントを使用することが大切です．

図3は，「ショック」という内容を伝えるスライドです．左のスライド

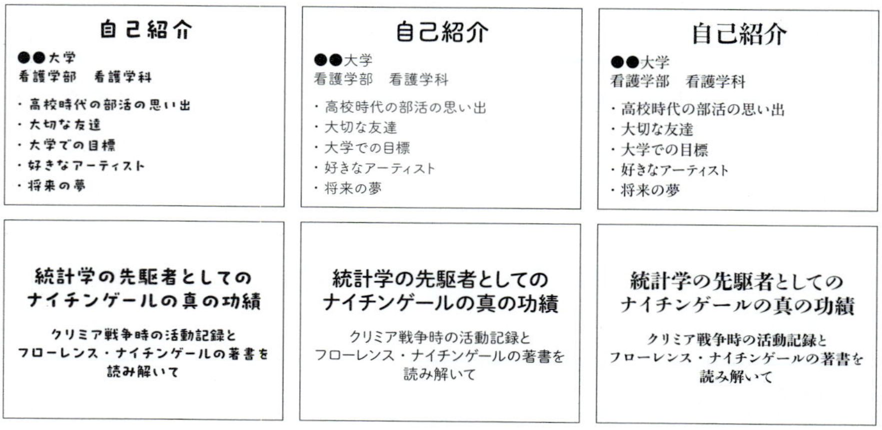

図2　フォントによる印象の違い

PART2　学習に必要なスキル

ショック	ショック
循環血液量減少性ショック 　何らかが原因の出血や脱水によるショック。広範囲の熱傷や急性膵炎、イレウスなどがこの分類に入る。 　循環血液量減少性ショックは、体内の循環血液量が直接的に減少することにより起こる。循環血液量の減少に伴い前負荷、心拍出量が減少し、血圧が低下するが、それを代償しようと心拍数増加と末梢血管の収縮が起こる。	**循環血液量減少性ショック** 　何らかが原因の出血や脱水によるショック。広範囲の熱傷や急性膵炎、イレウスなどがこの分類に入る。 　循環血液量減少性ショックは、体内の循環血液量が直接的に減少することにより起こる。循環血液量の減少に伴い前負荷、心拍出量が減少し、血圧が低下するが、それを代償しようと心拍数増加と末梢血管の収縮が起こる。 　循環血液量 15〜30％ の出血で、頻脈、頻呼吸、脈圧の減少、CRT（capillary refill time）の遅延、皮膚の冷感、湿潤がみられます。さらに、いつもと違う意識レベル（不穏、無気力、無反応など）や徐脈の出現は状態の悪化を示しており、止血や大量輸液、輸血など早急な対応が必要です。

図3　スライドの文字量の違い

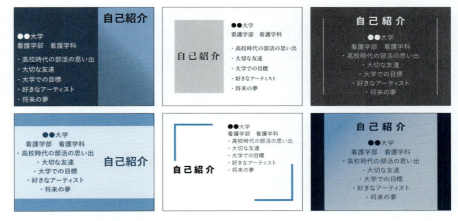

図4　スライドのデザインの違い

は、記載されている文字量が右のスライドと比較して少なくなっています。右のスライドは、文字が小さく見えづらくなってしまっています。

　図4は自己紹介のスライドです。同じ文章ですが、PowerPoint のテンプレート（雛形）に合わせて色やデザインを変更しています。デザインによって、イメージするキャラクターが異なることがわかると思います。

　デザインに決まりはありませんが、自分が伝えたいことが伝わるようなテンプレートやデザインを採用するとよいでしょう。

c 事前の配布資料

　発表会によっては、発表時のスライド以外に配布資料を準備できる場合

4　伝える（プレゼンテーション）　169

があります．配布資料を作ることで，聴衆に発表に興味をもってもらうこともできます．そのため，発表時に使用するスライドと同じように工夫をして作成する必要があります．また，配布資料の形式は発表会によって異なります．

1　配布資料の指定

　発表会によっては，配布資料の内容が指定されることがあります．指定される内容には，用紙のサイズ，文字数や文字のフォントや色，記載項目などがあります．配布資料を作成する場合，まず指定された内容を確認して，その内容に沿って配布資料を作成していきましょう．もし，作成した配布資料が指定された内容から大きく逸脱してしまうと，受領してもらえず，作り直す必要もあるかもしれません．

2　配布資料の内容

　配布資料の内容は発表する内容を丸写しするだけではなく，配布資料を見れば発表の全容が掴め，聴衆に「この発表を聞いてみたい」と思ってもらえるように工夫しましょう．文字以外に図表等が挿入できる場合,図表・写真，イラスト等を挿入することも効果的です．

3　配布資料の修正

　配布資料の内容は発表と一致させる必要があり，配布資料と当日の発表内容が違っていると聴衆は混乱してしまいます．もし，配布資料と当日の発表内容が異なる場合や配布資料に修正がある場合，発表開始後に配布資料のどの部分が違っているのか，どのように修正するかを伝える必要があります．

3 聴衆を惹きつける

A 発表者の姿勢

　プレゼンテーションを成功させるためには，充実した発表内容にすることがもちろん大切ですが，発表者の姿勢も大きく影響します．発表者は，聴衆が興味をもって発表を聴き，伝えたい内容がちゃんと伝わるように工夫をすることが必要です．

　発表の場によっては，実施できる工夫は限られるかもしれませんが，話し方や身なりなど，配慮することは多くあります．以下に，ポイントを挙げていきましょう．

1 視線

　発表原稿を準備して，それを読み上げる場合は，視線に注意します．言い間違いを防ぎ，予定どおりに発表を進めるために，発表原稿を使用することは良い手段ですが，発表者が発表原稿ばかりに目を向けていると，聴衆は退屈な発表だと感じてしまうでしょう．

　発表者は聴衆に視線を向け，どのような反応をしているのか，聴衆が興味をもって聴いているかを確認します．

2 声量

　聴衆に聴こえるような声量で発表することは基本ですが，同じ声量でずっと話し続けると，聴衆は単調な発表だと感じてしまうかもしれません．重要な部分では声量を上げるなど，声量に変化をもたせることで，聴衆の

興味を惹くことができます．内容に応じて，声量に強弱をつけて発表することを心がけましょう．

3 話すスピード

大勢を前にしての発表は緊張するものです．緊張した状態だと，早口になることがあり，聴き取りづらくなってしまいます．聴衆が発表内容を正確に把握しやすするためには，発表者が適切なスピードで話すことが必要です．発表中は自分の話しているスピードが速くなっていないか，確認しながら進めましょう．

4 好感を与える

発表者が聴衆に好感を与える工夫も必要です．同じ内容であっても，好感をもった相手からの話なら，聴衆は内容を理解しようとしますが，不快な印象をもっていると批判的に発表を聴くことになりかねません．

聴衆が発表者に好感をもてるように，発表会の形式に合わせた服装，言葉遣い，発表の姿勢を考慮しましょう．

5 表現力

聴衆を惹きつける発表をするには，表現の仕方も工夫しましょう．内容に応じて表情を変えたり，ジェスチャーを交えたりして説明すると，伝わりやすくなります．実物を提示するなどスライド以外の媒体の使用，途中で聴衆に意見や質問を投げかけることも効果的です．

6 音声ノイズ・動作ノイズ

聴衆が発表に集中するには，発表者自身が発生させる「ノイズ」を取り除く必要があります．ノイズには音声ノイズと動作ノイズがあります．音声ノイズは，発表者の口癖や話し始めに挟まれる「えー」や「あの」といった言葉，動作ノイズは，発表には関係のない手の動きや落ち着きのない動作，不必要に会場を動き回ることなどです．

発表者はノイズを意識的にコントロールし，ノイズを発生させないようにする必要があります．しかし，音声ノイズや動作ノイズは発表者が無意識に行ってしまうことが多く，ノイズの発生に気がつきにくいものです．そのため，発表前に他者に発表を聞いてもらったり，発表を録画してノイズを確認したりすることが，ノイズのコントロールに効果的です．

B グループ発表

大学では，個人の学習・研究成果を発表することも多くありますが，グループで実施した内容を発表することもあります．グループ発表では，それぞれのメンバーが役割を担い，連携をして適切な発表をする必要があります．

1 役割分担

グループワークの成果発表など，複数人で実施した成果発表では，メンバーがそれぞれ異なる役割を担当します．役割として，発表者のほかに，発表時間を確認し，発表の進行を調整するタイムキーパー，作成したスライドを操作するスライド操作者などがあります．

また，複数人が発表者となる場合は，頻繁に発表者が入れ替わると，聴衆が集中しにくくなるため，聴衆のことを考慮して入れ替わるタイミングなどを検討する必要があります．

適切な役割分担は発表の時間や内容，形式によって変わりますが，メンバーそれぞれが得意な分野や役割を担当することで，グループ全体のパフォーマンスが向上し，聴衆にも良い印象を与えることができます．発表前にメンバーと協力して役割分担を考え，スムーズな発表の準備をしましょう．

2 スライド操作

グループでの発表では，発表者がスライド操作も行う場合とスライドの操作は別のメンバーが担当する場合があります．スライド操作者は，発表

者の進行に合わせてスライドを操作することが理想的です．進行がずれると聴衆が違和感を覚え，発表内容を理解しづらくなります．スライド操作者は，スライドが見やすく，適切なタイミングで切り替わるように注意を払いましょう．

スライド操作をスムーズに行うためには，発表前に十分なリハーサルを行い，発表者とスライド操作者が息を合わせることが大切です．また，発表中は発表者が原稿に集中していて，スライドのずれに気づきにくいこともあるため，ほかのグループメンバーはスライドと発表内容が合っているか確認するようにしましょう．

C 時間管理

発表会では発表時間が決められており，その発表時間を守ることはとても重要です．もし，発表時間を超過してしまった場合，すぐに発表が中止されることもあります．また，発表後に質疑応答の時間が設定されている場合は，発表時間が延長した分，質疑応答の時間が短縮されることもあり，聴衆からの質問を受ける機会を失ってしまいます．

さらに，時間を超過することで発表会全体の進行に影響を及ぼす可能性があります．まず重要なのは，前項で示したように，発表時間に合わせて内容を構成することです．そのうえで，発表者は，事前に練習を繰り返し，発表時間内で発表が完結するように準備しましょう．

発表時には，質疑応答の時間も含め全体の時間配分を考慮し，時間を確認するとともに，発表時間を超過しそうな場合は，発表内容を省略するなど，柔軟に対応するようにします．

1 練習

発表では発表原稿を準備します．一般的に人が1分間に話せる文字数は300文字程度とされており，発表時間に合わせて発表原稿の文字数を調整する必要があります．しかし，常に1分間に300文字を話すわけではありません．聴衆を惹きつけるために，話す速度に緩急をつけたり，間を作ったりする必要があります．そのため，ただ文字数に注目するのではなく，

実際にスライドを操作しながらどのタイミングで間を取るかなどを考慮し，準備することが重要です．

発表者は，事前に練習を繰り返し，発表時間内で発表が完結するように準備しましょう．

2　タイムキーパーの役割

グループ発表をする場合，メンバーにタイムキーパーの役割を任せることも重要です．タイムキーパーは，ただ時間を確認するのではなく，発表時間や全体の時間を調整する役割を担います．発表者は発表に集中しているため，発表時間の経過に気がつきにくくなります．タイムキーパーが発表者に経過時間を伝えるなど，発表全体の時間調整を行います．

3　発表会の事前確認

発表会によっては，発表者に発表時間の経過を知らせるため，発表時間終了の1分前や終了時にベルが鳴ることがあります．また，発表者から見える位置に時計や発表時間の経過を表示するモニターが設置されることもあります．発表会の進行方法や発表会場にどのような設備があるかを確認することで，発表時間の調整がしやすくなります．

4　発表中の対応

発表中に時間の超過や余りに気がついた場合は，発表の時間調整を行う必要があります．時間が超過している場合，発表内容を省略したり，話す速度を早くしたりして対応します．個人発表の場合，発表者自身で対応を考えることもありますが，グループ発表では，発表者以外のグループメンバーがタイムキーパーと協力し，どのように対応するかを考え発表者に伝えることも必要です．

発表時間が余っている場合，話すスピードを緩めるだけではなく，重要な部分を繰り返して言葉にしたり，あえて長めの間をとったりして聴衆を惹きつけることもできます．また，聴衆に質問をしたり，疑問を投げかけたりするなどの手法があります．

時間の超過や余りは発表の終盤で気がついてしまうと取り返しのつかない状況になってしまいます．そのため，発表の終盤に差しかかる前に，発表者やタイムキーパーが時間の確認を行い，時間の調整をすることが大切です．

　プレゼンテーションで一番大切なことは，発表者が発表内容を「正確に伝える」「重要な内容を伝える」ことです．
　プレゼンテーションには決まった方法はありませんが，「こうしたほうがよい」「より効果的な方法」というテクニックはあります．発表者自身のキャラクターやスタイル，聴衆の特性に合わせて柔軟に活用して，より良い発表につなげましょう．

PART2　学習に必要なスキル

━━━━━━━━━━ 5 話す・聴く ━━━━━━━━━━

1　基本姿勢

A　医療従事者としてのコミュニケーション力

　「コミュニケーションが大事だ」ということに異論がある人はいないでしょう．では，なぜ，医療系学生は，コミュニケーション能力を高める必要があるでしょうか．それは，医療が「地球より重い」といわれる人の命を扱い，人と人との関係性のなかで行われるものだからです．また，医療従事者と患者の間，医療従事者間のコミュニケーションの不足が，患者の生命や身体に危害を与えたり，医療事故を招いたりすることにつながる可能性もあります．

　医療の現場では，医師が患者を診察して，検査データ等から治療方針を決めます．そして，患者やその家族にその治療方針を伝え，理解を得たうえで治療に入ります．治療に付随する看護・検査等を看護師や臨床検査技師等のコメディカルが実施します．

　患者は医療サービスを受ける対象でありながらも，主体的に医療に参加し，ともに医療を作っていくメンバーでもあります．これを「患者（家族も含む）参加型医療」といいます．患者参加型医療の実践は，医療の質向上や医療安全の確保につながります．

　医療についての説明は，専門用語も多く，患者にとっては理解が難しい場合が多くあります．医療機関には，高齢者や子ども，日本語非母語話者，聴覚や視覚に障がいのある人など，さまざまな患者が来院します．また，治療がもたらすのは，残念な結果や副作用など患者にとって好ましいことばかりはありません．

　医療従事者が単に説明するだけではなく，患者に正しく理解してもらう必要があります．「このパンフレットを読んでおいてください」と単に患者

5　話す・聴く　●●●━━　177

さん向けの資料を渡すだけでは，患者から理解を得ることはできません．また，患者の質問にもきちんと答える必要があります．ここでは，口から発する「言葉」が最も多く用いられます．つまり，「話す・聴く」を基本とした高いコミュニケーション能力が求められます．

医療法第1条の4第2項に「医師，歯科医師，薬剤師，看護師その他の医療の担い手は，医療を提供するに当たり，適切な説明を行い，医療を受ける者の理解を得るよう努めなければならない．」と規定されています．「医療を提供するに当たり，適切な説明を行い，医療を受ける者の理解を得る」当たり前のことですが，どうしたら，医療従事者は「適切な説明」ができ，患者の「理解を得る」ことができるようになるのでしょうか．

この項では，学生としてのコミュニケーション能力にとどまらず，将来の医療従事者として適切なコミュニケーションができるようになるためのコツ（Tips）を紹介します．まずは実践してみましょう．試行錯誤することで，自分にとって最も良いスタイルを身につけることができるはずです．

B 基本姿勢における3つのポイント

「話す・聴く」の基本姿勢については，いろいろありますが，最も重要な3点に絞って説明していきましょう．

1 相手をリスペクト（尊重）する

「相手をリスペクト（尊重）する」とはどういうことでしょうか．改めて考えてみると，難しいものです．では，わかりやすく考えるために，逆に「自分がリスペクト（尊重）されている」と感じるときはどんなときでしょうか．3つ書き出してみましょう（**表1**）．

-
-
-

表1 「自分がリスペクト（尊重）されている」と感じるとき

PART2　学習に必要なスキル

　　ここに書き出したことを相手に対して行えば，相手をリスペクト（尊重）することになります．さらに，以下に具体的なリスペクトの姿勢を挙げていきます．

① 相手を対等な一人の人として認める
　　自分がそうして欲しいように，相手も人格のある個人として，存在をそのまま承認することが大切です．そして，相手を承認していることを態度に示しましょう．「挨拶する」，「名前で呼ぶ」，「相手の目を見る」，「笑顔を向ける」など，自分の存在が承認されている，と互いに思えることは，信頼関係（ラポール）構築の基盤となります．

② 相手の身になって考える
　　相手の身になるには，相手に対する関心と想像力が必要です．「この人はどういう人なんだろう」，「今，どんな気持ちなんだろう」，「何を考えているのだろう」，「どんなふうに話したら理解・共感してもらえるのだろう」など，想像力を働かせます．そして，相手のことがみえてくると，声の大きさ，話すスピード，言葉遣い，表情，話す内容など，どんなふうにコミュニケーションを取ったらよいのかがわかります．
　　自分本位ではない話し方になるため，話が伝わりやすくなり，その結果，コミュニケーションが促進され，相手は「この人ともっと話したい！　理解し合いたい！」と思えるようになります．
　　そのためには，他者の視点や立場で考えるトレーニングが有効です．「〇〇さんならどう思うだろう？」と考える癖をつけましょう．そして，自己中心的でなく，相手の身になる努力をし続けることが必要です．

2　相手と正対する（心を向き合わせる）

　　誰かと話すときに，相手がそっぽを向いていたらどう思うでしょうか．「この人，話を聴いてくれる気がないな」，「私の話に興味がないんだな」と寂しい気持ちになるかもしれません．

①「私はあなたの話を聴いています」を態度で示す
　　まず，相手に顔と体を向けましょう．おへそを相手に向けることを意識

すると，顔だけ向くということがなくなります．そうすると，話し手も"大事にされている"，"受け止めてくれている"と感じることができます．

② 目線の高さ

　顔や体が相手に向いていても，上から見下ろされていると，威圧感を抱きます．目線の高さを相手の目線に合わせることも必要です．相手が子どもの場合，見上げる感じにして，自分のほうが少し下になるようにするとよいでしょう．

③ 座る位置

　正面に座ると，相手は逃げ場がないなどの圧迫感を抱いてしまいます．少し斜めやL字に座ると，お互い気持ちが楽になります．また，相手との距離感も「つかず離れず」を意識し，お互い居心地の良いところを見つけましょう．

　「正対する」の本質は，「心で正対する」です．気持ちは態度に表れます．

3　先入観をもたない

　人はついつい先入観をもってしまうものです．脳の機能としては当然で，記憶や印象が残り，それが相手に対する先入観になります．

　しかし，「この人はこういう人だな」，「この話はきっとこういうことだろう」といった先入観にとらわれていると，相手の話をきちんと聴くことができません．あなたが話し手の場合，「それってこういうことだよね」と先んじられると，もう話す気が失せてしまうのではないでしょうか．先入観は，コミュニケーションをシャットダウンする危険性があること認識しておきましょう．

① 決めつけず，素直な気持ちで聴く

　「こういう」「こんな」といった言葉をいったん脇に置き，目の前にいる話し手が発する言葉をそのまま受け止めましょう．先入観によるずれがあると，コミュニケーションに齟齬が生じる可能性があります．

② 話し手の言葉を大切にする

　聴き手としては，時々，話し手の言葉を要約することがあります．その際は，自分の解釈ではなくて，話し手の言葉を使いましょう．別の表現で言い換える場合は，話し手のオリジナルの言葉を言ってから，言い換えましょう．そうすると，聴き手の要約（解釈）が違っていても，話し手が訂正してくれます．

2 話し方

A 話すとは

　日本は古くから「察する」，最近よく聞く言葉でいうと「忖度」が多くなされてきました．しかし，現代は，それだけではコミュニケーションが成り立ちません．自分の考えを「言葉で伝える」，これが「話す」という行為です．

　「話す」という行為は，聴き手があって初めて成立します．話すときには常に聴き手を意識する必要があります．前述の「話す・聴く」の基本姿勢を意識して，自分の考えを「わ・か・こ」で伝えましょう．

わ：わかりやすく
か：簡潔に
こ：心を込めて

B 聴き手を意識して話すためのポイント

1 話すためには理解が必要

　例えば，2030年問題について，まったく知識がない人に説明するとします．その際，2030年問題とは何か，なぜ起こるのか，具体的にどんなことが起こるのか．そのことを自分自身が正確に理解していないと，相手がわかるようには伝えられません．うろ覚えや不正確な知識，浅い理解では，相手の納得は得られません．

PART2　学習に必要なスキル

「自分が 2030 年問題について知らない」ところからスタートする必要があります．知らない，知識がなければ，本，インターネット，新聞などでまず調べます．その際，自分が学ぼう，知ろうとするだけでなく，「そのことを知らない人に，自分の言葉で伝えよう」という視点をもつと，理解も一層深まるはずです．理解が深まると，聴き手にとってわかりやすく，正確に話すことができます．

2　伝えるためのアウトプット

では，2030 年問題について，十分調べたとします．次は，人に伝えるためのアウトプット，つまり説明内容や表現を考えます．その際，聴き手が誰か，年代，言語，知識レベル等も加味しないといけません．小学生の子どもに理解できるくらいまでかみ砕けたら，誰でもわかるはずです．

① 一言で言いたいことは何か，を意識する

「2030 年問題とは何か」を一言で言うと，「高齢化と労働力減少の問題」「高齢化と人材不足」「生産年齢人口の減少」「日本の経済力の低下」「消費力の低下と貧困化」，さまざまなことが思い浮かぶと思います．

たくさん調べた内容を，一言で表すと何を言いたいのか（意見，主張），ニュースの見出しをイメージして，20 文字程度に絞りましょう．それを聴くだけで，どんな内容か，聴き手がイメージできるようにします．別の言い方をすれば，「結論（最も言いたいこと）から話す」ことです．これは，臨床の場でも重要なスキルです．

その後，具体的な内容，理由，根拠等で肉付けを行います．羅列する場合は，ナンバリングすると聴き手にとってわかりやすくなります（例：3 つあります．1 つ目は…．2 つ目は…．3 つ目は…）．

話す際には，三角シナリオ（三角ロジックともいう，**図 1**），を用いて，一言で言いたいこと（結論）➡主な内容（論拠）➡具体例，理由（データ）の順に話すと伝わりやすくなります．

図 1 をもとに三角シナリオ法[1]による 2030 年問題を説明すると以下のようになります．

① 2030 年問題は，少子高齢化による労働力の減少の問題です．

5　話す・聴く　183

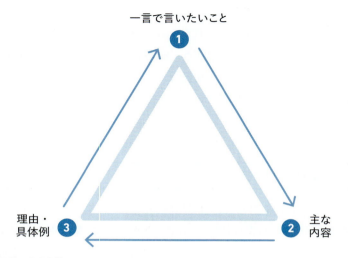

図1 三角シナリオ法
(福田健 監，山本昭生 著：まず1分間にうまくまとめる 話し方超整理法．p.70，日本実業出版社，2009．)

②その主な理由を2つ挙げます．日本の総人口の1/3が65歳以上になること，それにより生産年齢人口比率が6割以下になることです．③その結果，深刻な労働力不足，経済成長の低下，社会保障費の増加が生じます．日本の将来にとっては大きな危機となります．

大人にも難しいテーマを小学生にわかるよう伝えるのは至難の業だと思います．しかし，このスキルを身につけることができたら話す力は完璧です．

② 言葉以外のコミュニケーションも大切にする

話す内容が固まったら，非言語コミュニケーションについても気を配りましょう．非言語コミュニケーションとは，顔の表情やジェスチャー，服装，人との距離感など，言葉以外のコミュニケーションをいいます．

表2に心理学者であるアルバート・メラビアンの「3Vの法則（7-38-55のルール）」を示します[2]．3Vは「視覚情報＝Visual」「聴覚情報＝Vocal」「言語情報＝Verbal」の頭文字です．

メラビアンの「3Vの法則」では，何と非言語情報が9割以上を占めていることがわかります．伝えたい内容を念入りに準備しても，非言語の部分がおろそかで十分に伝わらなかったら，コミュニケーションは成立しませ

表2 3Vの法則（7-38-55のルール）

情報の種類	概要	影響度
視覚情報	見た目，しぐさ，表情，視線	55%
聴覚情報	声の質や大きさ，話す速さ，口調	38%
言語情報	言葉そのものの意味，会話の内容	7%

（文献2）より作成）

ん．五感を駆使して，気持ちや感情を伝え，話している声の大きさやトーン，話す速さや話し方にも気を配ります．

相手に的確に感情を伝えられるコミュニケーションは自己表現です．言葉だけでなく，全身で伝えましょう．3つのVを一致させることで，自分の言いたいことが必ず的確に伝わります．

参考文献
1) 福田 健 監，山本昭生 著：まず1分間にうまくまとめる 話し方超整理法．p.70, 日本実業出版社, 2009.
2) Mehrabian, A: Silent messages: Implicit communication of emotions and attitudes (2nd ed.). Wadsworth, 1981.

3　主張力

A　なぜ主張力が必要か

　ここでいう「主張力」とは，相手に伝わり，相手を納得させられるような力を意味します．自分の意見や考えを，相手のことを顧みずに強く言い張ったり，押し通したりすることではありません．これでは，相手へのリスペクトが全くありません．

「伝わる」は，「伝える」が成功した結果です．自分の主張が相手に伝わり，相手が納得，つまり理解を得て，「そうだよね」「なるほど」と承認された状態です．決して，無理強いされたものではなく，双方向コミュニケーションが成功した良い結果です．双方向コミュニケーションが成立しないと，「伝えたはず」「聴いていない」ということになり，時にはトラブルにつながります．

　社会生活を営むうえで，すべての人に主張力は必要です．なかでも医療従事者・医療系学生にとって，なぜ「主張力」が必要なのか，まずはこのことを考えてみましょう．

　現代の医療の現場では，多職種が連携して医療に携わっています．患者・家族の健康上の課題に焦点を当て，多種多様な職種がコミュニケーションを取り，課題解決に向けて協力・連携します．

　医療技術や医療機器の発展により，診療や治療の技術・方法が多様化・高度化・複雑化・専門化し，さまざまな職種が互いに連携・補完し合いながら，医療を提供することが必要になりました．どこの医療機関でも，診療科を超えて，複数の職種がチームになり，患者・家族に関わり，最適な医療サービスを提供しています．その基盤には，職種間の情報共有が欠かせません．

しかし，この職種間の情報共有を邪魔するものに，「ヒエラルキー」があります．ヒエラルキーは「階層」や「階級」を意味する言葉です．

医療現場では，医師の指示のもと，その他の医療従事者（コメディカル）が診療の補助行為を行うという法律上の関係性があります．この関係性が，職場の立場における上下関係や優位性に置き換えられてしまい（これが「ヒエラルキー」に該当します），フラットな関係性が築けず，対等なコミュニケーションができなくなることがあります．そのような場合，例えば，「看護師は医師に自分の意見を言いにくい」「医師はコメディカルの意見を聴かない」ということが起こりえます．しかし，これでは，患者の課題解決のために必要なことが職種間で伝わりません．

そこで，職種間でフラットな関係性を築き，患者・家族の課題解決のために「主張」することができるようにならないといけません．誰もが自由に発言できる環境は，医療安全の確保にもつながります．

B 主張力を身につけるには

コミュニケーションとしての「主張」ができるようになるには，人の心を理解する心理的な知識やスキルも必要です．以下に紹介していきましょう．

1 心理的に安全な場

「心理的安全」とは，エイミー・C・エドモンドソン[1]が提唱した概念です．人々が対人関係のリスクを恐れずに率直に発言したり，懸念や疑問やアイデアを話したりすることができる環境を意味します．

エドモンドソンによると，心理的に安全な環境では，日頃から小さなミスや懸念点を率直に報告し合っており，報告の数と反比例するように医療過誤が少ないそうです．このことから，医療従事者が職場において，地位や経験，関係性に関わらず，誰もが率直に意見や質問，疑問を言うことができ，気まずい思いをすることがなく，拒絶されない環境が重要だとわかります．

心理的に安全でないと，たとえ疑問を抱いても発言するのを躊躇してし

まいます．その結果，患者に危害が生じ，重大な医療過誤が生じる可能性があります．

1999 年に横浜市立大学医学部附属病院で起きた患者取り違え事故[2] では，患者の同一性に疑念を抱いた医師が，何度か疑念を口にしたものの否定され，上級医から指示もないまま，別の患者に本来不要な外科手術が行われてしまいました．この背景には，上下関係や経験年数によるヒエラルキーや権威に対する従属意識から，「言えない，言わないほうがいい」という心理が働いたといえます．もし，この手術室で心理的安全が確保されていたら，地位や立場，経験に関わらず，患者の同一性に疑念を抱いた者は誰でもその疑念を発言でき，他者はそれを受け止め，確認した結果，患者の取り違えは起こらなかったと考えます．

言いたいことを言えるようにするには，心理的安全を確保できる関係性の構築や環境作りを互いに行うことが大前提となります．

2　アサーティブネス（アサーション）

コミュニケーションの本を読むと，「アサーティブネス」「アサーション」という言葉をよく見ると思います．日本語で表すのが難しいのですが，簡単にいうと「互いにリスペクト（尊重）し，認め合い，自己主張する」ことです．つまり，自分の意見や感情を相手に伝える（自分の尊重）と，相手がどう受け止めるだろうか，相手の考え方は自分とは異なるかもしれないと思い（他者の尊重），互いの違いを受容することです．

アサーティブに自己主張するときには，適切な言葉を選ぶことが必要です．主張が的確に伝わり，かつ相手に受け入れられるような言葉，表現を用いましょう．また，感情を伝えることは，感情的に伝えることとは全く違います．威圧的であったり，相手の人格を否定したりすることは，絶対に行ってはいけません．

そして，自分の発言に責任をもつことが重要です．「あなたがそう言わせている」「あなたがそんなふうだから私は言えない」のではなくて，自分が意見を主張したこと，あるいはしなかったことで生じた結果について，責任があると心得るのです．

先に紹介した患者取り違え事故では，患者の同一性に疑念を抱いた者が，相手が自分の上司であっても誰であれ，落ち着いて堂々とその疑念を口に

することができたら，事故は起こらなかったかもしれません．

3　主張の具体的根拠を示す

　話をしていると，聴き手に疑問が湧くはずです．その時，聴き手の「なぜ」「どうして」に対して答えること，つまり主張の具体的根拠を示すことは，説得力をもたせるためには欠かせません．

　聴き手は，自分に知識がないことや自分の常識を超えたことに対して疑問を抱きます．根拠や理由を明示できれば，聴き手は安心して話を聴くことができます．根拠や理由を説明して，聴き手が納得する（「なるほど」と思う）ことが聴き手の疑問に答えることです．聴き手が求めていることやこだわりを理解し，自分の意見の根拠，理由，そう考えた背景をわかりやすく説明します．

　聴き手の疑問に答えるには，抽象的ではなく具体的に話すことが重要です（例：「できるだけ早く」ではなく「〇日までに」，「やるべきことをする」ではなく「〇〇をする」など）．話す内容が具体的に決まっていないと，どうしても抽象的に話してしまいがちです．しかし，それでは聴き手の疑問は解消しません．聴き手に伝わるよう，同じイメージをもてるような言葉を選び，話すことが必要です．伝わらなければ，言い換えることで，自分の主張がより伝わるはずです．

　先に紹介した患者取り違え事故でも，患者の容貌が違っていることから同一性の疑念を呈したものの，その疑念は無視されてしまいました．その疑念を耳にした者が「どうしてそう思うの？」と掘り下げ，その疑念の具体的内容や理由が話されていたら，そこで患者の確認が行われ，取り違えは起きなかったかもしれません．

\ COLUMN /

SBAR（エスバー）

　米国で開発された医療の質・安全・効率を改善するエビデンスに基づいたチームワーク・システムに，「チーム STEPPS（Team Strategies and Tools to Enhance Performance and Patient Safety：チームとしてのより良いパフォーマンスと患者安全を高めるためのツールと戦略）」があります．SBAR は，チーム STEPPS のコミュニケーションツールで，患者の状態などに関して即座の注意換起と対応が必要である重要な情報を効果的に伝達する方法です[3]．

Situation（状況：患者に何が起こっているか？）

Background（背景：臨床的背景と状況は何か？）

Assessment（評価：何が問題だと思うか？）

Recommendation and Request（提案と依頼：それを解決するには何をすればよいか？）

　患者の変化を察知し，医師へ報告する場合，SBAR を意識して行うことで，迅速かつ適切な診断・治療に結びつきます．急変時だけでなく，日常的に SBAR を活用して話すことで，聴き手の理解を得られやすくなります．定式化（フレームワーク）されたコミュニケーション技術により，重要な内容が話し手・聴き手双方に間違いなく伝わります．

　SBAR を活用した医療機関では，有害事象の減少，患者の ICU 滞在日数の減少などの効果が報告されています[3]．

参考文献

1) エイミー・C・エドモンドソン（野津智子訳）：チームが機能するとはどういうことか――「学習力」と「実行力」を高める実践アプローチ．p.150-194，英治出版，2014.
2) 横浜市立大学医学部附属病院の医療事故に関する事故調査委員会報告書（平成 11 年 3 月）．(https://www.yokohama-cu.ac.jp/kaikaku/bk2/bk21.html)
3) 種田憲一郎：診療の安全と質を向上させるツール．日本内科学会雑誌，100（1）：226-235，2011.

4 聴き方

A 聴くこととは

　話を聴く，ということは，話し手を主役にする，相手を理解するということです．しかし，これは決して，常に話し手が主役で，聴き手が脇役というわけではありません．聴き手は，アクティブリスニングをすることで主役となります．アクティブリスニングとは，相手の言っていることを理解しようと積極的に耳を傾けることです（詳細は後述）．
　お互いがアクティブにコミュニケーションに参加することで，より良いコミュニケーションが成立します．コミュニケーションは双方向で成り立つもので，話すことも聴くことも，とても重要な表現なのです．聴き手は，聴いていることを表現する必要があります．

B 聴いていることを表現するには

　では，聴き手はどのように聴いていることを表現すればよいでしょうか．まず，この章の「1 基本姿勢」がキーとなります．相手へのリスペクト，相手と正対する，先入観をもたないことが大切です．さらに，以下のことに留意して話を聴くようにしましょう．

1 聴き手の最初の態度が大切

　相手が話し始めたら，関心と共感をもって耳を傾けましょう．「この話を自分は知らない」と，相手から謙虚に学ぶ姿勢をもつのです．身を乗り出

して，相手の話をよく聴き，反応してくれる人の場合，話し手は十分満足します．そうすると，話し手はもっともっと話したい，聴き手はもっと聴きたいと思い，コミュニケーションが活性化します．

2　相槌を打つ

　共感を示すのに，相槌が役立ちます．身の回りの人やテレビに出ているタレントで，「この人，聴き上手だな」と思う人はいませんか．その人は必ず，ポンポンと良いタイミングで相槌を打っているはずです．

「すごい」「それ，面白いですね」「知らなかった」「それでどうなったんですか」「へえー」「なるほどねえ」「大変だったねえ」「そうだろうねえ」などの言葉の相槌のほかに，非言語の相槌もあります．例えば，「うなずく」，「笑顔」，「アイコンタクト」，「目を輝かす」，「身振り手振り」「身を乗り出す」など，すべて，相手を肯定している態度です．

　しかし，あまり相槌を打ちすぎると，相手の話をさえぎってしまうことになりかねません．そのため，言葉の相槌と非言語の相槌をうまく組み合わせる必要があります．

　相槌のリストを作りましょう．そして，上手な相槌を打つ人を見かけたら，真似してみましょう．

　言葉の相槌のコツは，①さ行，②あ行，③接続詞，④間投詞（感情を表現する言葉）を用いることです．

①**さ行**：さすが．しらなかった．実力ですね．スゴイ．すばらしい．絶対いいね．そう．そうなんだ．そうだろうねえ．そうですね．それ，面白いですね．

②**あ行**：ありがとう．いいね．うわー，すごい．えー．えっ．おお．

③**接続詞**：それで？　それから？　その後，どうなったのですか？

④**間投詞**：はい．はぁ〜．ふーん．ふんふん．ほぉ．やったー．わーお．

3　アクティブリスニングに必要な3つの要素

　アクティブリスニングに必要な要素として，①「今ここ」，②「あたかも」，③「ありのまま」の3つがあります．アクティブリスニングは，臨床心理学者でカウンセリングの大家のカール・ロジャーズ（1902-1987）が提

唱したものです．

「今ここ」：話し手が自分の目の前にいる今，ここでの現在，その瞬間瞬間を大切にして聴く．
「あたかも」：あたかも自分自身のことのように聴く．自分が体験したことがないことでも，あたかも自分が体験しているかのように聴く．自分が体験したことがない感情でも，あたかも自分が感じているかのように聴く．
「ありのまま」：話し手の言葉や感情をありのまま聴き，受け止める．話を聴いている自分の感情をありのまま受け止める．先入観をもたず，決めつけない．

それぞれ，以下に詳しくみていきましょう．

①「今ここ」

自分が話しているとき，聴き手がスマートフォンをいじっていたら，またはよそのほうを見ていたら，話す気にならないでしょう．「今ここ」は話し手に意識を集中して，話し手の話に耳を傾けることです．「1 基本姿勢」で解説した「正対する」ということです．

②「あたかも」

「あたかも」は共感を意味しています．話し手の話を自分自身のことにように聴いても，完全にその人と同じになるわけではありません．あくまでも「あたかも」が示すとおり，"その人のように感じる"のです．
「共感」は「同感」と違い，相手と自分の境目が厳然としてあり，それを自分は意識しています．だから，「あたかも」なのです．また，話し手の意見や感情に「同意」する必要もありません．同意できなくても，共感することはできます．
そして，「あたかも」と感じるには，想像力が必要です．自分が体験したことがないことや感情のため，想像するしかありません．「経験したことがないからわからない」ではなくて，「わかりたい」，ここからスタートしましょう．想像力を鍛えるには，日ごろから多くのものに興味をもち，見聞きし，視野を広げ，人を観察し，その心情を想像するトレーニングをお勧めします．読書も，想像力を鍛えることができます．

「あたかも」のもう1つ重要なポイントは，簡単に「わかります」と言わないことです．むしろ「わかります」と軽く言うと，聴き手の真摯さが疑われます．話し手にとって，より大変な体験であれば，「簡単に他人にはわからない」と思うのが当然です．「私には到底わからないと思うけど，わかろうと努力をしたいと思います」この姿勢を示すことで，話し手の話が促進されます．

③「ありのまま」

「ありのまま」とは，「ありのままの自分でいる」ということです．これは，意外と難しいことかもしれません．話し手の話は，聴き手にとって関心がもてる，聴き心地の良い話ばかりではありません．話を聴いていると，いろいろな感情が湧き出てくることでしょう．

また，人は，自分をよくみせようと見栄を張ったり，自分の本音を隠したりすることもよくあります．自分の気持ちや感情に気づき，ごまかすことなく，素直な気持ちで聴く姿勢は，誠実であり，純粋であるといえます．

しかし，「ありのまま」でいることは，自分の感情をストレートにぶつけて相手を傷つけてよいことではありません．言語的・非言語的に関わらず，自分が表現したことは，相手（受け取り手）がどう思うかが問題です．相手との距離感に気をつけること．自分が言われて嫌な言葉は使わないこと，自分の価値観を押し付けないこと，否定から入らないことなど，気をつけるべきことは，たくさんあります．最も大切なのは，「自分がされて嫌なことはしない」こと，これで十分対応ができるはずです．

4 わからないことを確認する

もし，相手の話の内容にわからないところがあれば，そのままにせず，聞き直して内容を確認しましょう．まず，質問してもよいかどうかを尋ねるようにします．

「すみません．今のお話でちょっとわからなかったところがあるので，お伺いしてもよろしいですか？」「今のお話を伺って，〇〇と理解したのですが，それで合っていますか？」「もう少し，詳しく教えていただけますか？」など，話し手に質問することで，話し手自身が気づかなかった内面まで掘り下げられ，物事の本質が明らかになります．

PART2　学習に必要なスキル

5　理解力

A　「理解力がある」とは

「理解力がある」とはどういうことでしょうか．以下のようなことが考えられます．
- 話の内容がよくわかる．
- 要点をまとめられる．
- ものわかりがいい．
- 飲み込みが早い．
- 本質をつかむことができる．
- ややこしい話をシンプルに説明できる．
- 適切な具体例を出せる．
- 物事の仕組みや状況を正しく判断できる．

話し手が理路整然と話してくれれば，話を理解しやすいはずです．しかし，実際の会話はそうでないことも多いため，話を聴きながら，自分の頭のなかで構造化・体系化して，整理して，さらに足りない部分を補って理解する必要があります．

B　理解力を高めるには

日ごろから相手の話を理解することを意識すれば，その力を高めることができます．以下に，理解力を高めるためのポイントを紹介していきましょう．

1 知識や体験を増やす

自分に知識や経験があれば，相手の話を理解しやすいはずです．そのため，知識の量を増やす，つまり引き出しを増やすことで，理解力が高まります．

引き出しを増やすために，日常的にできることは多々あります．

- 時事問題に関心をもち，ニュースを見る．
- 読書をする．
- さまざまなことに関心をもつ．
- 好奇心旺盛になる．
- 知らないことや言葉を調べる．

知識や経験を応用できると，初めて聞く話でも「こういうことを言っているのだろうな」と推量して聞くことができます．

2 メモをとる

人の話を聞いて，覚えられることには限界があります．そのときは，メモが大きな助けになります．メモは第二の脳といえます．メモを上手にとれる人には，理解力があります．

上手にメモをとるには，相手の話を単に書き写すのではなく，以下に挙げるコツを活用するとよいでしょう．

- キーワードを書く．
- 内容を図式化しながら書く．
- 言葉と言葉の関係性を整理しながら書く（かなり高等なテクニックです）．
- 5W1H を意識する．

また，余白をキープしておくと，話の展開によってはあとで書き足すこともでき，自分の気づきやアイデアを加えることもできます．紙のメモのほか，スマートフォンなどでメモアプリを使うのもよいでしょう．メモをとることで，思考が整理され，理解が促進されます．

PART2　学習に必要なスキル

3　論理的に考える

　「論理的である」ということは，AとBの関係性が意味的につながっていること，つまり，誰が聞いても話の筋が通っていて，聴き手が「なるほど」と思えることです．矛盾や論理の飛躍がないこと，ともいえます．

　刑事もののドラマで，ベテラン刑事のセリフに「あいつが絶対犯人だ．おれの直感だ」というものがあります．これには，論理性は全くありません．犯人であれば，罪を犯す意思や証拠があり，捜査の結果，それらが明らかになれば「犯人だ」といえますが，「直感」だけでは逮捕はできません．

　では，論理的に考える，つまり，筋が通っているような話になるにはどうしたらよいでしょうか．

　三角シナリオ法（p.183 参照）やSBAR（p.190 参照）を思い出しましょう．相手の話を聴くときに，結論➡論拠の流れを意識します．話のさまざまな要素を整理して，結論➡論拠を見つけます．
「何を言いたいのだろうか」「どうしてこうなったのか」「どのような意図があるのか」これらを考えることで，話し手の真意を見いだすことができます．話を分析し，物事の関係性を明確化できます．これが「理解力がある」ということです．

　そして，これを自分自身の言葉にして他者に説明（アウトプット）できたら，完璧に理解できたということになります．

　逆に，理解力がないとどうなるでしょうか．誤解が生まれ，ミスやトラブルが増える，人の話の本質や要点がつかめない，自分の話の要点もまとめられず，言いたいことをうまく伝えられないなど，さまざまなデメリットが考えられます．つまり，日常生活や仕事上で信頼されない人になってしまう可能性があります．一生懸命やっているのに，いつもうまくいかないと思っている人は理解力が足りないのかもしれません．

すでに皆さんもおわかりだと思いますが,「話す・聴く」のスキルは, 一朝一夕には上達しません. しかし, 適切にトレーニングをすれば, 必ず上達します. "やってみて, 失敗して, またやってみる"というように, 失敗を恐れず試行錯誤して, 自分のスキルを高めていってください. そうすることで, コミュニケーションの達人になれるはずです.

　コミュニケーションがうまくとれるようになると, 人間力の向上, より良い人間関係の構築, 自己実現, ひいてはより良い人生につながります.

PART2　学習に必要なスキル

─────── 6　グループで学ぶ ───────

1　グループワークとは

グループワーク（グループ学習）は，複数の学生が協力して共通の課題や目標に取り組む学習形態です．学生一人ひとりがもつ知識を共有し，それぞれのスキルを活かしながら，協力して問題を解決していくのが特徴です．

A　グループワークを行う意義

グループワークの意義は，学生が互いに積極的に関わり合い，協力して学ぶことで，個人では得られない多様な学びを得る点にあります．グループには，異なる背景や考えをもつ人が集まっています．その人たちがグループ内でさまざまな視点から意見を交換することで，新たな発見や洞察が生まれ，学びの幅が広がります．また，複数の学生が力を合わせることで，個人では到達できない質の高い成果を生み出すことができる点も魅力です．

グループワークは個人の成長の機会でもあります．他者との関係のなかで自分を表現するためには，自分がテーマについて何を理解し，どのように考えているのかを認識しておく必要があります．なんとなくわかったような気になっている状態では，ほかのメンバーへ自分の考えを明確に伝えることができません．自分の考えをもち，他者と意見を交わし，他者の視点を得ることで知識や考え方の幅が広がっていきます．つまり，「他者」がいることで「自己」と向き合うことができ，ディスカッションを通じて自分の考えを発展させることができます．このようなやりとりを繰り返すことで，批判的思考力やコミュニケーション能力は磨かれていきます．また，リーダーやメンバーの役割経験では，役割に求められていることを考え，実行し，役割の大切さを体験的に学んでいきます．これは，自分の役割を責任をもって遂行することの大切さを学ぶ機会にもなります．さらに，他

6　グループで学ぶ　●●●━━ 199

者とのやりとりを通して，自分独自の洞察力や感性に気づくことや，自分の改善すべき点などの自己認識を深めることができます．これらは社会で求められる「教養」を身につけるための学びとなります．

このように，グループワークは，他者と協力し合いながら深い学びを追求し，問題解決能力やコミュニケーション能力，リーダーシップなど，実社会で求められる多様なスキル・態度を身につける貴重な経験です．こうして磨かれた教養は，将来のキャリアにおいても大いに役立つでしょう．

PART2　学習に必要なスキル

2　グループで協力しやすい環境づくり

A　学習環境の整備

　グループワークは，メンバーと協力して学習環境を整えることから始まります．作業のしやすさやコミュニケーションのとりやすさは，グループワークを円滑にしてくれます．逆に学習環境が不十分だと，「声が聴きにくい．書記の記録が見にくい．姿勢が疲れる」など，小さなストレスが蓄積して集中力が低下してしまいます．

　ちょっとした工夫で，グループワークがしやすくなります．以下の点に配慮し，その日のグループワークに適した環境を作りましょう．

1　机・椅子の配置

　メンバー全員のお互いの顔が見えるように椅子を設置します．自由にレイアウトを変更できる場合は，人数や作業内容に応じて机の配置を決めます（**図1**）．教室の広さや机の数には限りがあるため，周りのグループへの影響を考えて作業しましょう．

2　必要物品

　筆記用具や事前課題に関する資料は，各自で持参します．主催者より付箋・大判用紙・マジック・ホワイトボードなどが準備されている場合は，目的に応じて活用します．

　メンバー全員がスマートフォンやタブレット・パソコンを持っていれば，Google ドキュメントや Microsoft Teams 等のアプリケーションを使用し

6　グループで学ぶ　201

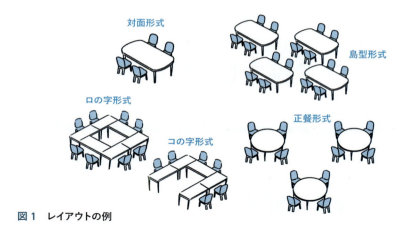

図1 レイアウトの例

た情報共有や意見整理を検討してもよいでしょう．

3　司会の位置

　メンバー全員の顔を見やすい位置に配置し，賛同や困惑，意見がありそうなどの様子をキャッチできるようにします．書記を隣に配置すると進捗状況を確認したり，意見をまとめたりするときに連携しやすくなります．

4　書記の位置

　メンバー全員が記録を見られるように配慮します．スタンド式の大判用紙（商品名：ポスト・イット® イーゼルパッド等）に書く場合は，グループの端に座ると掲示しやすいでしょう（図2）．

　A4サイズなど小さい用紙に書く場合は，グループ中央に座ると見やすくなります．スマートフォンやタブレット・パソコンを使用してアプリケーションに記録する場合には，メンバーが閲覧可能かを確認するようにしましょう．

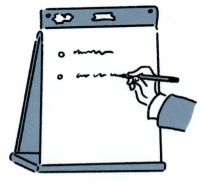

図2　スタンド式の大判用紙の例

B　主体性と役割意識

　グループワークでは，司会・書記・発表などの役割があります．一見役割がないメンバーにおいても，「メンバーシップ」という重要な役割をもちます．メンバーシップは，各メンバーが役割を果たすことで組織全体に貢献することを意味します．各自が役割意識をもつことでグループのパフォーマンスが向上します．

1　司会

　司会はグループワークの進行役です．進行役は，リーダーとしての気負いがあるかもしれませんが，自分だけで決めなければいけないことは多くありません．メンバーの力を借りながら，一緒に考えていくという姿勢が大切です．ですので，司会の役割は議論がスムーズに進むようにする調整役としての側面が強いです．

　具体的には，まずグループワークの目的・目標を確認し，メンバーの意見を集めて整理します．そこでまとまった意見をふまえて，次にどのような方向に議論を進めるべきかをメンバーへ問いかけます．そしてまたメンバーの意見をまとめ，次の議論の方向性を探るという流れを繰り返します．このように議論全体を見渡すと，1つの大きな議論には，複数の小さな議論があることがわかると思います．この小さな議論ごとに，グループとしての合意が得られているかを確認しながら，次のステップへ進みます．こうして議論の流れを作りつつ，グループ全体の意見がまとめられ，大きな合意に至るように進行することが司会の役目です．

　以下に司会が留意したい点を挙げます．

- 目的や目標を明確にする
- タスクを整理する
- 進め方を確認する
- メンバーに意見を求める
- メンバーが平等に発言の機会を得られるようにする

- 議論が脱線したときに調整する
- 意見をまとめる
- メンバーの協力に感謝を伝える

その他，話しやすい雰囲気作り，意見への肯定的フィードバック，やる気を高める声掛けなども議論の活性に有効です．しかし，これらのスキルは司会者の個性によるため，得意なメンバーがサポートするのもよいでしょう．

2　書記

書記の記録は情報を視覚化してくれるため，議論の内容や過程を理解する助けとなります．また，記録があることであとから振り返ることができ，学習成果を保存する意味をもちます．以下に書記としての留意点を挙げます．

- 意見を記録する
- 意見を整理する
- 重要な点や合意事項は確認をとる
- 記録内容を共有する

3　発表者

発表者の役割は，グループ内で議論したことを，ほかの人々へ明確に伝えることです．発表方法については p.163 〜 176 を参照してください．

4　時間管理

与えられた時間内に実施することを管理する役割をタイムキーパーといいます．時間配分（p.210 参照）に応じて，「あと〇分です」「〇分までに意見をまとめましょう」など，メンバー全員に伝えます．時間管理は誰が行ってもよいですが，担当を決めておく必要があります．

PART2 学習に必要なスキル

5　メンバー

メンバーシップの発揮が求められます．メンバーは以下の点に留意しましょう．

- 積極的な発言
- 気づきの共有
- ほかのメンバーへのリアクション
- チームの雰囲気作り
- 司会のサポート（必要に応じて）
- 書記のサポート（必要に応じて）

C　課題理解のための準備

1　準備の重要性

　グループワークを始めるときには，メンバー全員が課題の概要を理解することが重要です．そのためには，授業の目的・目標をふまえたうえで，課題内容について考えていくことが有効です．すべての授業において，シラバスや学習要項には授業の目的や方法が記載されています．その内容を把握して授業に臨めば，どこに向かって学習すればよいのかがわかります．また，評価基準を理解することで，何に重点を置いて学ぶべきかの指針を得ることができます．

　グループワークでどのような相乗効果が起こるかは，メンバーの個性とやる気，そして準備状況が大きく影響します．事前に課題が提示されている場合には，与えられた課題や関連資料に目を通して，「重要だと思ったこと」，「疑問に感じたこと」，「わからないこと」をメモしておきましょう．

　これによって，自分がグループへ何をどのように投げかけるかが明確になっていきます．投げかけてみたいものがあれば，わくわく感をもって参加することができますし，メンバー同士が刺激を受けて，ぐっと議論に集中する時間が生まれます．

　もし事前準備を行わずにグループワークに参加すると，どうなるでしょ

うか．ついていくのが大変で，浅い議論に終始する可能性があります．多くのメンバーが準備不十分である場合には，課題内容を調べるところから始まります．情報共有レベルで学習を終了することもあるでしょう．このような場合，新しい知識を得ることで何かを学んだ感覚をもつかもしれませんが，1人で本を読むときと同等の成果である場合，果たしてグループワークをする意味はあるでしょうか．

2　レディネス

「レディネス（readiness）」という言葉があります．心理学における概念で，学習のための準備状態を意味します．レディネスができた状態で授業に臨むと，高い学習効果を得られることがわかっています．

グループワークでは，他者の感性や考えに触れ，自己のあり方を体験的にとらえ直し，洞察力や多角的思考力を養うことができます．それには議論の傍観者ではなく，自分の意見を発信する当事者の立場をとることが必要です．グループワークは，お互いの時間をもち寄る貴重な機会ですので，事前学習をして自分の意見をもつことが大切です．自分の学びはメンバーの学びにつながり，メンバーの学びは自分の学びにつながります．グループワークを相互に学び合う機会として活用しましょう．

PART2　学習に必要なスキル

3　グループワークの基本

A　グループワークとディスカッション

1　グループワークはディスカッションの連続

　グループワークは，課題に対してどのように向き合い，どのように解決していくかをメンバー同士で話し合いながら，さまざまな事柄を相談・決定していくプロセスです．言い換えれば，グループワークはディスカッションの連続で成り立っています．一つのテーマについて深く議論する明確なディスカッション形式をとる場合もあれば，グループワークの準備や計画段階などで行う広義の意味でのディスカッションも含まれます．

2　ディスカッションは日常の付き合いとは異なる

　ここで意識しておきたい重要なポイントは，ディスカッションは日常の付き合いとは異なる場であるということです．日常生活では，相手との良好な関係を保つために，批判的な意見や異なる考えをあえて表出しないことが多くあります．しかし，ディスカッションの場では，「本当にそうか？」「ほかにもっと良い方法はないか？」といった批判的思考を積極的に表出することが求められます．

3　建設的に批判する

　ディスカッションの目的は，課題解決や質の高い合意形成を目指し，異なる意見や視点を積極的に取り入れることです．そのため，メンバーそれ

それの意見に対して，建設的な批判を行い，さまざまな視点から考察することが重要です．もし建設的な批判がないと，ディスカッションは単なる意見の羅列や一方的な主張の場に終わってしまいます．異なる視点がなければ，課題の本質を掘り下げることができず，表面的な結論にとどまることになります．したがって，グループディスカッションにおいては，異なる意見を歓迎し，それらを活用してより深い議論を行うことを目指しましょう．

　建設的な批判とは，単に相手の意見を否定するのではなく，その意見をより良いものにするために助言や指摘を行うことを指します．建設的な批判は，他者の意見をよく理解し，良い部分を認めながら，改善点や新しい視点を模索しようとする意図があります．つまり，他者への配慮やリスペクトをもちながら，対話を通じてお互いに成長しようとする姿勢が重要です．

　以下は，建設的な批判の特徴です．これらをふまえて建設的な批判ができると，よりよい議論ができる可能性が高まります．

- 相手の意見を理解して，良い部分を認める
- 相手を傷つけない
- 指摘するときには理由も伝える
- 改善の提案をする

　批判の具体例を紹介します．否定的な批判とは，「その意見は間違っている．現実的ではない」といったものです．一方，建設的な批判とは，「その意見は興味深いけれど，実現可能性はどうだろう？」「例えば，○○の部分については，こうした方法はどうだろう？」といったものです．

4　ディスカッションの基本ルール

　以下に，グループディスカッションで意識するべき基本的ルールを紹介します．基本を押さえてディスカッションへ臨みましょう．

- 声を出して，自分の意見を伝える
- 立場をはっきりさせる（賛成？　反対？　迷っている？　理由を添えて伝える）
- 相手を尊重して建設的な意見交換をする（中傷，威嚇，頭ごなしの否定は

ルール違反）
- 司会・書記を決め，進め方の相談をして進行する

本項では，グループワークを効果的に実施するためのスキルとして，「学習手順の明確化」，「グループメンバーの受容」，「意欲の喚起」，「自己主張」，「発言の明確化」について紹介していきます．

B 学習手順の明確化

グループワークを成功させるためには，学習手順を事前に計画することが大切です．課題解決や目標達成のために効果的な学習手順は何か？　意見を出し合い，進め方についてグループの合意を形成します．学習手順が明確になると活動全体の見通しが立ち，1つ1つの課題に集中しやすくなります．また，メンバーの役割を明確にすることで，目標に向かって協働して取り組むことができます．

一方，学習手順が不明確な場合，役割が混乱したり目標に向けた取り組み方にずれが生じることがあります．これは時間の無駄遣いや，メンバー間の誤解・対立，学習意欲の低下といった問題につながりかねません．これらの問題を避けるためにも，学習手順を事前に計画し，メンバー全員が共通の理解をもつことが重要です．明確な手順と計画は，グループワークの成果を最大限に引き出すための鍵となります．具体的には，以下のステップに沿って行います．

1 役割の決定

グループワークを行うにあたり，まず司会と書記を決めましょう．発表がある場合には，発表者の選出も必要となります．役割は，メンバーの個々の能力や関心，経験を考慮して割り当てることで，パフォーマンスが高くなります．ただし，グループワークは個人の成長の機会でもあるため，さまざまな役割を体験していきましょう．

また，役割を決める際には，全員の役割バランスを考慮して判断することも大切です．誰かひとりに役割が偏ることがなく，すべてのメンバーが

活躍できるように調整することで，メンバー一人ひとりの参加意欲を高めることができます．

　役割が決定したら，それぞれの責任や期待される成果について確認しておくことが重要です．役割のつかなかったメンバーは，自分がどのようにメンバーシップを発揮するのかを考えましょう．このようにして，グループメンバー全員が自分の役割と責任を理解し，それに基づいて積極的に参加することで，グループワーク全体の質を高めることができます．役割分担は全員のバランスを考慮しましょう．

2　学習計画の策定

　学習計画を立てる際には，まず達成すべき目標を明確にし，それを実現するためのステップを段階的に設けます．短期目標と長期目標を設定し，それぞれに取り組むべき内容を具体化しましょう．例えば，調べ学習では「何を，どのように調べるか」を事前に決め，ディスカッションでは「どの論点に焦点を当てるか」を計画します．

　また，グループでの意見交換を通じて，計画内容に対する合意を得ることも重要です．意見をまとめる際には，自由なフリートーク形式にするのか，付箋やアプリケーションを使って視覚的に整理するのかを話し合い，手順を決定しておきましょう．計画の具体性と手順を事前に整えることで，グループ全体でスムーズに学習を進めることができます．

3　時間配分

　学習計画が策定され，進め方が決定したら，次は時間配分を検討しましょう．長期にわたるプロジェクトでは，進捗状況に合わせて柔軟に計画を調整することが重要です．一方で，限られた時間内での学習では，より厳密な時間管理が必要になります．

　各課題やタスクにかける時間を事前に決めておくと，全体の目標達成に向けて効率的に進むことができます．時間管理のポイントとしては，重要なタスクに優先的に時間を割り当て，残りの時間をほかのタスクに配分することです．また，予期せぬ遅延に対応するために，予備の時間を設けるのも良い方法です．このように時間管理を行うことで，集中力を維持し，

PART2 学習に必要なスキル

タスクの完了に向けてスムーズに進行することができます．

C グループメンバーの受容

　グループワークでは，メンバーが安心して意見を出せる環境が大切です．意見を尊重し合う姿勢がメンバーに「安心感」を与え，それが信頼関係の基盤となります．そのため，メンバー同士の受容の姿勢が重要です．自分が何か発言をしたときに，グループメンバーからあたたかいリアクションが返ってきて，意見を尊重してもらえたらどうでしょうか．「話してよかった」「また話したい」という気持ちになるのではないでしょうか．これがグループに対する安心感を育み，メンバー同士の協力や意見交換の活性につながります．

　以下のような行動を心がけ，グループ全員で話しやすい雰囲気を作っていきましょう．

1　受容を示す言葉

　相手の意見や感情を尊重する言葉を使いましょう．例えば，「それは面白いですね」「その意見に共感します」などは，相手の考えを受け入れていることを示します．

2　受容を示すしぐさ

　うなずきや微笑み，アイコンタクトなどの非言語コミュニケーションは，相手に安心感を与えます．

3　場面に合わせた受容の表現

　グループワーク中，メンバーの意見や行動に対して肯定的な感情を抱く場面があります．メンバーの意見に共感したときや，考えに感心したとき，またはグループへの貢献に感謝しているときなどです．そうしたポジティブな感情は，率直に伝えましょう．

6　グループで学ぶ

一方で，意見の対立が生じることもあります．そのような場合でも，感情的にならず建設的な対話を心がけることが大切です．いきなり相手を否定して自分の意見を主張するのではなく，まずは相手の意見や取り組みについて良いところを見つけ，相手への尊重を表出していきましょう．以下はその例です．

- 「〇〇については，私も同意です」
- 「〇〇の部分，よくわかりました」
- 「事前の調べ物が，とても参考になりました」

このように，他者の強みや努力を見つけて伝えることで，メンバー同士が気持ちよくコミュニケーションをとることができます．

D 意欲の喚起

グループワークの質は，メンバーの活動意欲に大きく左右されます．グループワークでは，メンバーの相互作用によって活動意欲を高めることが可能です．以下のような目標設定や声掛けを行い，メンバーが意欲的・積極的に参加できるように喚起していきましょう．

1 目標設定

具体的で達成可能な目標を設定することで，メンバーは「自分たちにできる」という自信をもつことができます．また，メンバーが積極的に取り組みたいと感じる目標を設定することで，チーム全体に活力が生まれます．

2 肯定的なフィードバック

メンバーのアイデアや努力に対して，「いいアイデアですね」「そのアプローチは効果的だと思います」「ありがとうございます」といった肯定的なフィードバックを積極的に送りましょう．このような言葉はメンバーの自信を高め，さらなる参加を促します．また，グループ全体の成果に対して

も，同様の肯定的な反応を示すことで，一層のモチベーション向上が期待できます．

3 参加・協力の促進

p.201〜206でも言及しているように，まずはグループで協力しやすい環境をつくることが大切です．また，メンバー同士が互いに尊重し合い，目標を共有して，積極的に参加・協力できる環境を整えましょう．

もしグループメンバーの参加意欲が低いと感じた場合には，新しいアイデアを提案してみたり，ユーモアを交えて雰囲気を和らげたり，「やってみよう！」と前向きな姿勢を示すことが効果的です．楽しい要素や前向きな気持ちが広がることで，ほかのメンバーも自然と参加しやすくなり，協力的な雰囲気が生まれます．

また，発言が少ないメンバーには，「〇〇についてどのように感じていますか？」といったオープンな質問で発言を促してみましょう．発言の機会をもつことで，グループへの所属感や参加意欲が高まります．特定のメンバーの負担が大きくなっていると感じた場合には，そのことをグループ内で共有し，役割の調整を行いましょう．お互いに配慮し合うことでグループへの信頼感が高まり，協力体制が強化されます．

E 自己主張

グループワークでは，自分の考えや感情を適切に表現する必要があります．効果的な自己主張はグループ内の意思疎通を促し，生産的な議論を生み出します．以下のポイントを意識して，自己主張を行いましょう．

1 勇気をもって発言する

グループワークにおいて，最初に発言することは特に勇気が必要です．最初の一言がなかなか出にくいこともありますが，一度発言してみると，ほかのメンバーが何かしらのリアクションをしてくれることで，緊張がほぐれ，次の発言がしやすくなります．また，あなたの勇気に呼応して発言

をしてくれるメンバーもいるでしょう.

　ほかのメンバーと違う視点や,未熟に思えるアイデアであっても,勇気をもって積極的に発言することで議論が広がり,グループの活性化に貢献できます.ただし,発言はいつでも積極的であれば良いわけではありません.状況に応じた適切な発言を心がけましょう.

2　状況に応じた発言をする

　グループワークでは,状況に応じて適切な発言をすることが求められます.それぞれの場面でどのように発言すべきか,以下のポイントを参考にしましょう.

①議論が盛り上がっているとき

　発言が多く,テンポが速いときには,自分の意見を簡潔に伝えることが大切です.話題が広がりすぎないよう,一つのテーマに集中して話すことで,議論の流れをスムーズに進めることができます.

②議論が白熱しているとき

　意見が対立し,緊張感が高まっている場面では,冷静さを保つことが重要です.まず相手の意見をしっかり聞き,それから落ち着いて自分の意見を伝えましょう.これにより,建設的な対話が続き,グループ全体で前向きな議論が進みます.

③議論が停滞しているとき,沈黙のとき

　意見が出ず,議論が止まってしまった場合は,「どう考えますか?」「ほかにアイデアはありますか?」といったシンプルな質問をして,会話を再開させましょう.新しい視点を引き出すことが,議論の再活性化につながります.

④一方的に話しているメンバーがいるとき

　一人のメンバーが長く話している場合には,「〇〇さんはどう思いますか?」や「ほかの方の意見も聞いてみましょう」と声をかけ,ほかのメンバーにも発言の機会をつくりましょう.これにより,みんなが意見を言い

PART2　学習に必要なスキル

やすくなり，バランスのとれたグループワークが進みます．

3　相手を尊重した対応をとる

　自己主張をする際には，感情的にならず，相手の意見を尊重しながら対話を進めることが大切です．自分の意見を伝えることは重要ですが，相手の意見にも耳を傾け，お互いを理解しようとする姿勢が求められます．p.211～212の内容に留意して，自己主張を行いましょう．

F　発言の明確化

　発言の明確化は，グループワークにおけるメンバー間の誤解を防ぎ，共通理解を促進するため，目標達成に向けた効果的な議論を生み出す効果があります．以下のポイントを実践して，発言を明確にしましょう．

1　要点の強調

　発言を明確にするためには，以下のポイントを意識しましょう．

①はじめに結論から述べる
　発言の冒頭で結論や要点を示すことで，聴き手がすぐに重要なポイントを把握できます．例えば，「結論から言うと，私は〇〇だと思います」といった形で，要点を先に伝えましょう．

②重要だと思うポイントを伝える
　まだ立場が明確でない議論の段階では，現時点で注目すべきポイントや焦点を示すことが有効です．「今の段階で重要なのは〇〇だと思いますが，どう考えますか？」といった形で発言し，議論を進めましょう．

③「賛成」「反対」「迷っている」といった立場を表明する
　自分の立場をはっきりと示すことで，ほかのメンバーがどこに同意・反

対しているかを理解しやすくなります．これにより，議論がスムーズに進み，意見交換が活発になります．

2 意見の具体化

抽象的なアイデアや概念だけでは，誤解を招いたり，意見が十分に共有されないことがあります．意見を具体化するためには，その背景や根拠を伝えることが有効です．例えば，「売上が上がった」と言うかわりに，「先月のキャンペーンにより売上が 20% 増加しました」と具体的な数字を示すことで，説得力が増します．また，聴き手の立場に立ち，相手が理解しやすい形で説明を行うことも大切です．たとえ話や具体的な状況を用いることで，さらに深い理解が得られるでしょう．

3 言葉選びの工夫

わかりやすい言葉を選び，専門用語や略語を使う場合は，全員が理解して議論を進められるように，簡潔に説明しましょう．

4 質問への準備

発言に対する質問について，事前に想定できるものは答えを準備しておきます．これにより，曖昧な返答をせずに議論を深めることができます．

PART2 学習に必要なスキル

①意見の集約と整理

A 知識の関連付け

　グループワークを進める際には，まず課題テーマに含まれる用語や概念を正確に理解することが重要です．例えば，大学教育について考える課題の場合，「学士課程」や「高等教育」といった関連のキーワードがあります．これらの定義や背景，関連する制度や社会的役割を調べることで，議論の基盤が整い，内容の焦点がぶれにくくなります．

　さらに，個人的な経験やほかの事例と結びつけることで，理解を深めることができます．例えば，「大学で学ぶことの意義」というテーマについて議論する際には，自分の高校での学びと比較し，どのように学び方が異なるかを振り返ると，より具体的な視点で議論が進みます．このように，過去の経験や事例を関連付けることで，議論は多面的になり，全員がより深い理解を得られるでしょう．

　また，実際の生活や学びの場での経験を共有することで，理論だけでなく現実に基づいた議論を進めることができます．これにより，メンバーは学びの実感をもち，より記憶に残る学習体験を得ることができます．こうした関連付けのプロセスは，議論に新たな視点を加え，グループ全体の学びを活性化する効果的な方法です．

B 意見の正確性の向上

　グループワークでは，コミュニケーションのなかで意見が正確に伝わらないことがあります．表現が不十分だったり，ニュアンスが伝わりにくい

場合，誤解が生じることもあります．これを防ぐためには，曖昧な点があれば「具体的にはどういう意味ですか？」と説明を求めて，誤解を避けましょう．また，情報や根拠に疑問や違和感がある場合は，その場で確認し修正することで，意見の正確性が向上します．

c 議論の要約

　グループワークでは，多様な意見が飛び交うため，適宜議論を要約して整理することが重要です．これにより，議論の進行状況を確認し，メンバー全員が同じ理解をもって次のステップに進むことができます．

　具体的には，「今の議論では 3 つのポイントがありました」といった形で内容を簡潔にまとめます．さらに，「ここまでに出た意見をまとめると，○○という方向が見えてきますね」といった形で議論の方向性を示す言い方も効果的です．要約を行う際には，「これで皆さんの意見が反映されていますか？」と確認することで，正確な意見の共有が可能になります．

　議論の要約を通じて，メンバー全員が現在の議論の状況を把握し，次に進むべき方向を明確にすることで，グループワークの進行がスムーズになり，全員が同じ目標に向かって協力できるようになります．

PART2　学習に必要なスキル

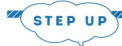

② 多角的な議論と統合

　日常生活では，私たちは一つの視点に偏りがちですが，物事は複数の角度からとらえることができます．「多角的な議論と統合」とは，異なる視点をもつ人々が集まり，それぞれの意見を共有し合い，ディスカッションのプロセスを通じて共通の理解に至ることを目指します．

　このアプローチは，グループワークを多面的にし，問題や課題に対してより深い洞察を生み出します．初めは挑戦に感じるかもしれませんが，実践しやすい手法がいくつかあります．これらを活用することで，グループワークはさらに効果的になります．以下に，このプロセスを支援するためのステップと具体的な方法を示します．

A 意見の批判的分析

　グループワークにおいて，提案された意見やアイデアは，そのまま受け入れるのではなく，批判的に検証することが重要です．これは，意見の根拠や論理の正確さを見極め，議論を深めるためのプロセスです．

　例えば，意見の背後にある前提や根拠を問い，「その主張の根拠は何ですか？」「その論理は合っていますか？」といった質問を通じて，議論の質を向上させることができます．批判的な意見を出すことに抵抗がある場合には，「あえて批判的にみると，どんな見方ができるだろう？」と投げかけることで，批判的な検証を促すことができます．このステップを飛ばすと，根拠の不十分な主張がそのまま通ってしまい，議論が浅いものになってしまう可能性があります．

B | 議論を深める質問

　グループワークでは，質問を通じて議論をさらに深めていくことが重要です．特に，考えさせるような質問をすることで，参加者が自分の意見を再評価し，ほかの視点や新しい情報を取り入れるきっかけを作ることができます．このプロセスを通じて，議論の内容がより多角的かつ深いものになります．

　質問を効果的に使うためには，5W1Hの視点を取り入れることが役立ちます．具体的には，以下のような視点で質問を展開することが考えられます．

Who（誰が関与しているか？）
What（何が問題やテーマの中心か？）
When（いつのタイミングで発生するか？）
Where（どこで，どの環境で起こるか？）
Why（なぜそのような状況が起こっているのか？）
How（どのように解決策を導けるのか？）

　これらの質問は議論を進展させ，問題をさまざまな角度から検討する助けになります．

　また，質問する際は，意見の根拠を探ることや，本質的な問題点や解決策を見つけ出す問いかけをすることが効果的です．こうした質問を通じて，議論の焦点が明確になり，より深い理解や実践的な結論に至ることができます．

　例えば，以下のような質問が議論を広げ，理解を深めるために役立ちます．

- 「その意見の根拠は何ですか？」
- 「ほかにどんな視点が考えられますか？」
- 「その問題はいつ，どこで起こるのですか？」
- 「どうすればその状況を改善できると思いますか？」

- 「この問題に対するほかの解決方法はありますか？」

こうした質問を通じて，議論を深めるとともに，新しい視点や可能性を探ることができます．質問は，議論を展開させるための強力なツールです．

C 主張の妥当性の判断

議論を通じて選ばれた主張については，その根拠と論理の正しさを慎重に検討し，妥当性を評価する必要があります．例えば，「みんなで話したのだから大丈夫」「あの人の言うことなら間違いない」「あの人の言い方が気に入らない」といった主観的な判断だけで結論を下すのは避けましょう．これでは，十分な根拠をもたずに結論に飛びついてしまう危険があります．

主張の妥当性を判断する際は，次の2つのポイントが重要です．まず，データの信頼性です．主張の根拠となるデータは信頼できるものでしょうか？　データが古い，偏っている，または信頼性の低い情報源から来ている場合，主張自体の妥当性も疑わしいものになります．次に，論拠の妥当性です．そのデータから本当にその主張が導けるのでしょうか？　データを正しく解釈し，論理的な結論が導かれているかを確認することが大切です．

さらに，主張が一般的な認識や既存の研究結果とどのように整合するかも考慮する必要があります．こうした検討プロセスを経ることで，議論はより妥当性の高いものとなります．もし妥当性の検討を怠ると，誤った情報や不十分な根拠に基づく主張や結論に至る可能性が高まります．

D 意見の統合

グループワークのまとめとして，複数の意見を統合して一貫性のある結論を導き出します．このプロセスでは，各メンバーの意見を尊重しつつ，全体としてまとまった意見を目指します．具体的には，メンバー間で意見を共有し，共通点と相違点を確認しながら議論を進めます．相違点につい

ては，どのように考えると納得できるか話し合い，合意を目指します．

　意見が適切に統合されないと，グループの結論が断片的になり，まとまりに欠けることがあります．必要に応じて議論を要約したり，書記の板書を活用して視覚的に整理するなど，グループ全員で協力して意見を統合していきましょう．

E 結論の再考と洗練

　グループワークで最初に導き出された結論に満足せず，異なる視点から再度見直してみましょう．例えば，次のような観点で結論を再考し掘り下げます．粘り強く答えを探求することで，より洗練された結論に到達できるでしょう．

- 見過ごされた情報や視点はないか？
- 根拠やデータに基づいた主張になっているか？
- 根拠やデータから別の主張は可能か？
- 主張が飛躍していないか？
- 結論の表現は適切か？
- 問いに対する答えになっているか？

参考文献
1) 新井和広，坂倉杏介：グループ学習入門—学びあう場づくりの技法．p.10-15，慶應義塾大学出版会，2013．
2) 田中共子編：よくわかる学びの技法 第2版，p.84-87，ミネルヴァ書房，2009．
3) 西村まりな，中西良文：ルーブリックを用いた協同技能の評価に関する検討．三重大学教育学部研究紀要 教育科学，64：363-371，2013．
4) D.W. ジョンソン，他著，石田裕久，梅原巳代子訳：学習の輪—学び合いの協同教育入門 改訂新版．p.128-133，二瓶社，2010．

索 引

外国語

APA（アメリカ心理学会）……155
Bcc（Blind Carbon Copy）……59
Cc（Carbon Copy）……58
Chat GPT……42, 103
CiNii……114
CiNii Books……112
CPU（central processing unit）……15
Emotet……46
Facebook……76
Fw：（メールの転送）……63
Google Class Room……39
Google Scholar……115
GPU（graphics processing unit）……15
HDD（hard disk drive）……30
ICT（情報通信技術）……86
ID（identification）……86
Instagram……77
IoT デバイス……22
J-STAGE……115
LAN（wired local area network）……35
LMS（learning management system）……39
manaba……39
Moodle……39
NDL……114
NLM（米国国立医学図書館）……155
OPAC（online public access catalog）……111
OS（operating system）……23
Pubmed……114
PW（password）……86
Re：（メールの返信）……63
SBAR……190
SIST02（科学技術情報流通技術基準）……156
SNS（social networking service）……11, 75
SOAP……4
SSD（solid state drive）……31
SSL（secure sockets layer）……50
Tiktok……77
TLS（transport layer security）……50
UD（ユニバーサルデザイン）……153

USB フラッシュメモリ（USB メモリ）……9,
　34, 95
Web メール……53
Windows defender……49
X（旧：Twitter）……76
ZIP……48

日本語

あ行

アウトプット……197
アクティブリスニング……192
アサーション……188
アサーティブネス……188
アプリケーション……23
アンダースコア……57
一次情報……108
医中誌 Web……114
一貫性……166
医療従事者……2
インターネット……35
インターネット情報……109
引用……102
引用箇所……120
引用文献……120
ウイルス感染予防対策……49
ウイルスの侵入経路……48
オフィスソフト……26
オペレーティングシステム……23
音声ノイズ……172

か行

カーリル……113
カール・ロジャーズ……192
学術機関リポジトリデータベース……115
画像・動画編集ソフト……29
患者情報……6
間接引用……150
カンファレンス……99
キーセンテンス……126
キーワード……106, 126

脚注方式（バンクーバー方式）……154
客観的証拠……119
客観的情報……3
記録媒体装置……16
クラウド……9
クラウドストレージ……32
クラウドストレージサービス……96
グラフィックボード……17
クリティカルリーディング……128
グループワーク……199，201
結論……147
検索……111
検索サイト……36
原著論文……134
件名……61
国立国会図書館……114
国立国会図書館サーチ（NDL SEARCH）……
　112
個人識別符号……4，5
個人情報……4，43，84
個人情報保護……82
個人情報保護法……4，87
個人の特定……94
答え……140
コミュニケーション力……177
根拠の正確性……166
コンピュータウイルス……46

さ行
サインアウト……89
索引……125
雑誌……109
三角シナリオ（三角ロジック）……183
三次情報……108
自己盗用……149
シソーラス……116
実習記録……8，92，93
実習記録の貸し借り……98
辞典・事典……108
主観的情報……3
主張力……186
守秘義務……6，7
情報……2，107
情報セキュリティ……84

情報の種類……3
情報の取り扱い……8
情報漏洩……33
書誌情報……122
署名……66
序論……143
信憑性……110
新聞……109
信頼関係（ラポール）……179
信頼性……110，118
心理的安全……187，188
スキミング……124
図表……156
スマートスピーカー……22
スマートフォン……9，21
スライド……167
脆弱性……49
生成AI……40，103
誓約書……82
蔵書検索システム……111
ソーシャルメディア……75
速読……126
ソフトウェア（ソフト）……23
ソリッドステートドライブ……31

た行
タイトル……143
タイムキーパー……175
妥当性……118，166
タブレット端末……20
地図サービス……38
チャット……72
調査……164
直接引用……150
著作権……43，101
著作者……101
著作物……101
著者年方式（ハーバード方式）……154
通販サイト……37
定性情報……3
定量情報……3
データベース……113
テザリング……96
デスクトップパソコン……18

デバイス……20
電子カルテ……14
電子メール……56
添付ファイル……67
テンプレート……169
問い……119, 135
動画・音楽配信サイト……37
動作ノイズ……172
盗用……149
独自性（オリジナリティ）……134
匿名加工……93
匿名加工方法……94
匿名性……77
図書……109
ドメイン名……54

な行
なりすまし……88
二次情報……108
ノートパソコン……19

は行
パーソナルコンピュータ（パソコン）……9, 14
ハードウェア……15
ハードディスク……16
ハードディスクドライブ……30
発表会……175
ヒエラルキー……187
非セキュア……97
ビデオ会議……40
批判的読解……128
批判的分析……219
秘密保持義務……102
表計算ソフト……28
剽窃……149
ファイル共有ソフト……95
ファイル消去ソフト……101
ファイル復元ソフト……100
フィードバック……212
不正サインイン……89
不正ログイン……89
プライバシー……83
ブラウザ……26
プレゼンテーション……163, 171

プレゼンテーションソフトウェア……27
プロバイダ……35
文献リスト……151
文章作成ソフトウェア……27
本文……64
翻訳サービス……38
本論……145

ま行
マインドマップ……137
孫引き……150
マザーボード……17
マナー……68
無線LAN……35
メーリングリスト……60
メールアドレス……53
メールソフト……53
メッセージアプリ……72
メディアストリーミング端末……22
メモ帳……91
メモリ（主記録装置）……16
メラビアンの「3Vの法則」……184
メンバーシップ……203
目次……125
モザイクアプローチ……78

や行
ユーザー名……54
要約……130, 218
要約引用……150

ら行
ラップトップ……20
ランサムウェア……47
理解力……195
臨地実習指導者……83, 102
レセプト……14
レディネス……206
レポート……133
レポートの基本構成……152
漏洩……6, 11
ログアウト……89
論証型レポート……134
論理構成……142

MEMO

MEMO

MEMO

MEMO

【編者略歴】

世古留美（SEKO Rumi）
藤田医科大学保健衛生学部看護学科 学科長・教授

1989年藤田学園保健衛生大学（現 藤田医科大学）卒業後，同大学病院にて看護師として勤務．医学研究科に進み，2003年博士（医学）を取得．保健師として企業等で勤務し，2003年より藤田保健衛生大学（現 藤田医科大学）にて看護師・保健師教育に従事．2024年より同大学保健衛生学部看護学科学科長，現在に至る．公衆衛生専門家．

田﨑あゆみ（TASAKI Ayumi）
藤田医科大学保健衛生学部看護学科 准教授

1991年愛知県立総合看護専門学校卒業後，名古屋第二赤十字病院（現 日本赤十字社愛知医療センター名古屋第二病院）にて看護師として勤務．2001年山形大学大学院医学系研究科看護学専攻専門看護師コース修了．2001年東京女子医科大学病院，2002年よりあいち小児保健医療総合センターにて看護師として勤務．2004年小児看護専門看護師を取得．2016年より藤田保健衛生大学（現 藤田医科大学）にて看護師教育に従事．2022年日本赤十字豊田看護大学大学院看護学研究科修了，博士（看護学）取得．小児看護専門家．

医療系学生のための情報リテラシー

2024年11月15日　1版1刷　　　　　　　　©2024

監修者
日本保健衛生教育学会

編　者
　世古留美　　田﨑あゆみ
　せこるみ　　たさき

発行者
　株式会社 南山堂　代表者 鈴木幹太
　〒113-0034　東京都文京区湯島 4-1-11
　TEL 代表 03-5689-7850　www.nanzando.com

ISBN 978-4-525-50631-5

JCOPY ＜出版者著作権管理機構 委託出版物＞
複製を行う場合はそのつど事前に（一社）出版者著作権管理機構（電話03-5244-5088，FAX 03-5244-5089，e-mail: info@jcopy.or.jp）の許諾を得るようお願いいたします．

本書の内容を無断で複製することは，著作権法上での例外を除き禁じられています．また，代行業者等の第三者に依頼してスキャニング，デジタルデータ化を行うことは認められておりません．